Gertrud Teusen

# Gesundheit und Wohlbefinden mit Hanf

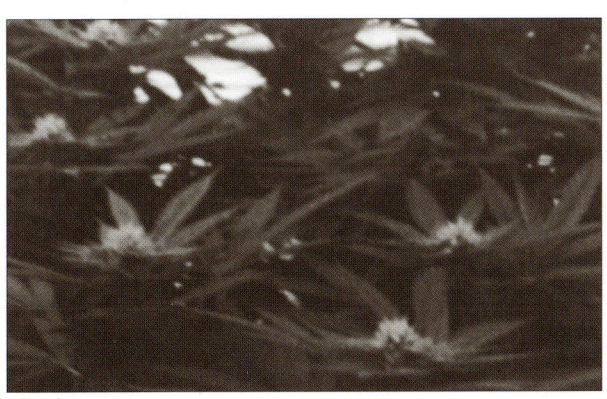

Urania

Die Deutsche Bibliothek – CIP-Einheitsaufnahme

**Teusen, Gertrud:**
Gesundheit und Wohlbefinden mit Hanf / Gertrud
Teusen. - Berlin : Urania-Verl., 1999
ISBN 3-332-00520-0


Umschlaggestaltung: Behrend & Buchholz,
Hamburg
Titelfoto: Solitär, 63931 Kirchzell
Fotos: Adobe Image Library (1), BackArts (3), creativ
collection (1), Hanf-Museum (4)
Redaktion und Produktion: MediText, Stuttgart

Druck: Westermann Druck, Zwickau
Printed in Germany
Gedruckt auf alterungsbeständigem Papier und
chlorfrei gebleichtem Zellstoff


© 1999 by Urania Verlag
in der Dornier Medienholding GmbH, Berlin

ISBN 3-332-00520-0

**Die Autorin:**
**Gertrud Teusen** arbeitet als freie Journalistin und
Autorin und hat zahlreiche Ratgeber zu gesundheit-
lichen und familiären Themen geschrieben.

Zum gleichen Themenbereich in gleicher
Ausstattung im Urania Verlag erschienen:

Martina Schnober-Sen: Die geheime Heilkraft der
Mistel, ISBN 3-332-00528-6

Martina Schnober-Sen: Gesund und fit mit
Kombucha, ISBN 3-332-00522-7

Gertrud Teusen: Beschwerden lindern mit der
Teufelskralle, ISBN 3-332-00521-9

Karin Pahl: Gesund und schlank durch Algen,
ISBN 3-332-00527-8

Margret Stukenbrock: Ein altes Hausmittel neu
entdeckt: Eisenkraut, ISBN 3-332-00525-1

Für die freundliche Unterstützung bedanken wir uns
beim    **Hanf-Museum Berlin**
        Mühlendamm 5
        10178 Berlin
        Tel.: 0 30/2 42 48 27
und bei: **La Florina GmbH & Co. KG**
        Auf der Tannenhöhe
        35327 Ulrichstein
        Tel.: 0 66 45/91 93 25
        Fax: 0 66 45/91 93 26

# Inhalt

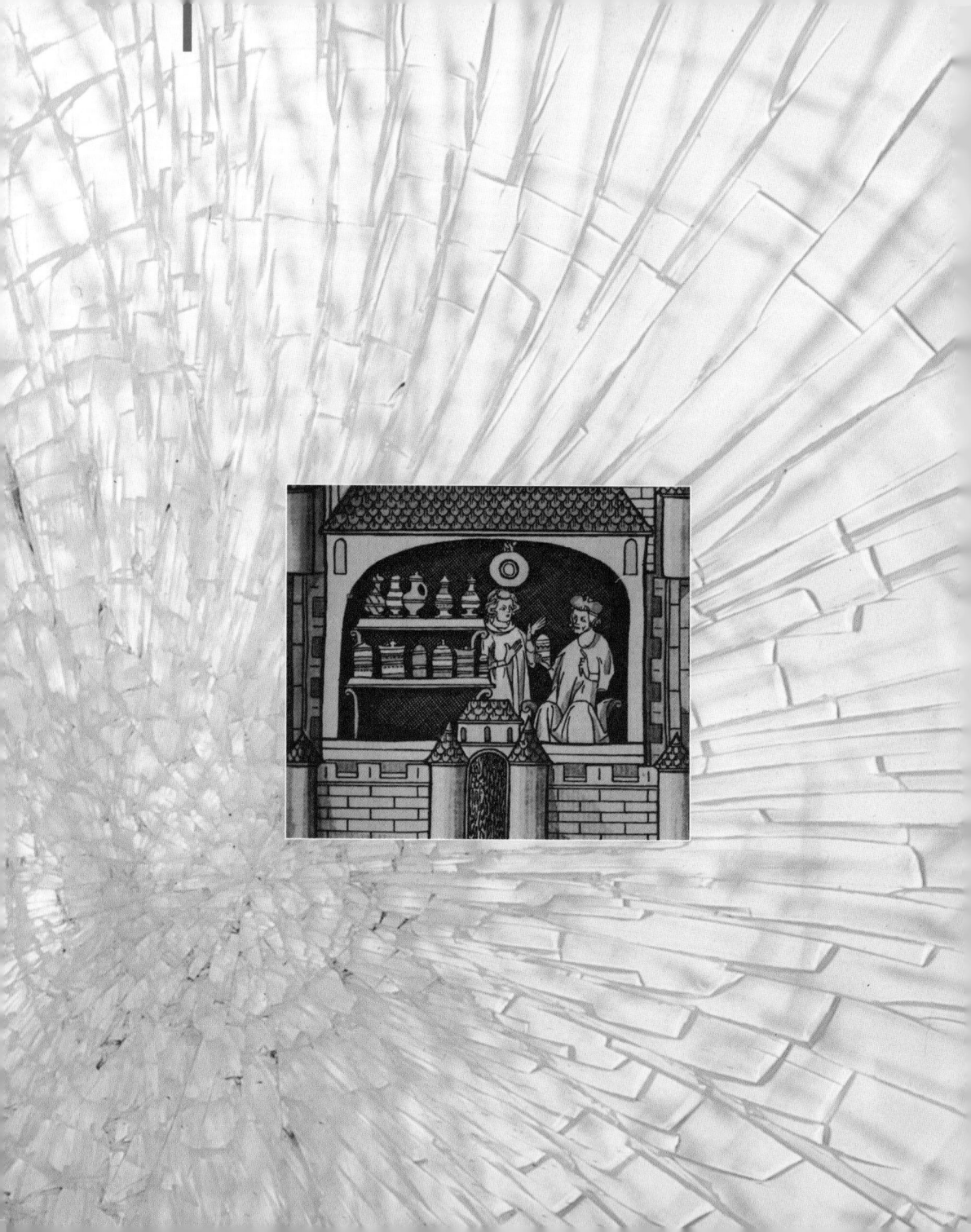

# HANF – ZWISCHEN RAUSCHMITTEL UND ALLHEILMITTEL

In diesem Buch geht es um Hanf. Bei den meisten Menschen löst dieses Wort automatisch die Assoziation „Droge" aus.

Aber darum soll es in diesem Buch nicht gehen. Sicher kann es kein Buch über die Heilwirkungen des Hanfes geben, ohne dass auch der drogenpolitische Aspekt zur Sprache kommt. Das wäre falsch. Deshalb steht dieses Thema gleich am Anfang und klärt dadurch gleichzeitig die Fronten.

Auf der einen Seite sind die Drogengegner, die den Hanf als Rauschmittel verdammen und in die Illegalität schieben. Dem gegenüber stehen die Hanf-Befürworter, die die medizinische Nutzung auch in Deutschland wieder einführen wollen.

## Was ist eigentlich eine Droge?

Als Drogen werden ursprünglich Pflanzen und Pflanzenteile bezeichnet, aus denen Heilmittel gewonnen werden können.

Diese Bezeichnung ist in medizinischen Kreisen und in der Pharmakologie durchaus noch gebräuchlich. Auch der Begriff „Drogerie" erinnert noch an diesen Sprachgebrauch.

Im engeren Sinne werden heute mit dem Begriff „Drogen" legale und vor allem illegale Substanzen bezeichnet, deren Anwendung zur Abhängigkeit führen kann. Dazu gehören auch Kaffee und Tee, Alkohol und Nikotin sowie Morphium, Heroin, Tranquilizer und so weiter.

Einen deutlichen Hinweis auf legale Drogen findet man wiederum in der Wortwahl – wird von „Konsum" gesprochen, handelt es sich um ein Rauschmittel mit Abhängigkeitscharakter, das aber durchaus gesellschaftlich akzeptiert wird. Typische Beispiele sind Alkohol und Nikotin. Verwendet man allerdings den Zusatz „Missbrauch", so deutet dies auf einen illegalen Drogeneinsatz hin, zum Beispiel bei Heroin.

## Und was ist nun Hanf?

Hanf und die entsprechenden Extraktionen, also Auszüge (Cannabinoide), gehören zu den Rauschmitteln. Sie beeinflussen die Wahrnehmung, intensivieren Eindrücke und erweitern die Erlebnisfähigkeit. Darüber hinaus besitzen die Wirkstoffe des Hanfes einen hohen medizinischen Stellenwert. Das ist Thema dieses Buches. Im angesehenen „Journal of the American Medical Association" hat der Harvard-Professor Lester Grinspoon die wichtigsten Einsatzgebiete so zusammengefasst:

▶ Cannabis hilft in der Chemotherapie bei Krebspatienten. Erbrechen und Übelkeit werden reduziert. Die Patienten fühlen sich besser und psychisch stabiler.

▶ Cannabis hilft als Appetitmacher bei Aidspatienten, die häufig innerhalb weniger Wochen sehr viel Gewicht verlieren. Zugleich kann es die Stimmung verbessern und Durchfällen entgegenwirken. Patienten, die das antivirale Mittel AZT nehmen, vertragen es häufig besser, wenn sie gleichzeitig Cannabis rauchen.

▶ Cannabis hilft bei der muskulären Lockerung von Verspannungen und Krämpfen. Auch bei Menstruationsbeschwerden kann es nützen.

▶ Cannabis dient als ein mildes Schmerzmittel bei Gliederschmerzen, Migräne und chronischen Schmerzzuständen und ist auch ein Schlafmittel.

▶ Cannabis hilft gegen den grünen Star (Glaukom), weil es den Augen-Innendruck senkt.

Und das ist nur ein Bruchteil der möglichen Einsatzgebiete. Was im Hanf alles steckt, ist nach wie vor weitgehend unerforscht, denn die meisten Arbeiten zum Thema sind bereits rund 100 Jahre alt. Der unerbittliche Feldzug gegen die gesellschaftliche Droge – so Grinspoon – hat auch gleich die medizinische Anwendung gestoppt. Während heute in Tausenden von Praxen synthetische Arzneimittel mit schwersten Nebenwirkungen und Risiken locker verschrieben werden, wird der Einsatz von Cannabis hartnäckig blockiert.

Cannabisprodukte gehören laut WHO-Definition nicht zu den suchtbildenden Drogen, erzeugen also keine Abhängigkeit – und doch werden sie mit den anderen Rauschgiften in einen Topf geworfen.

In Deutschland unterliegen alle Cannabisprodukte dem Betäubungsmittelgesetz. Im § 29 dieses Gesetzes heißt es: „Mit Freiheitsstrafe bis zu fünf Jahren oder mit Geldstrafe wird bestraft, wer (...) Betäubungsmittel ohne Erlaubnis nach § 3 Abs. 1 Nr. 1 (dort ist auch Cannabis aufgeführt, Anmerkung d. Verf.) anbaut, herstellt, mit ihnen Handel treibt, sie, ohne Handel zu treiben, einführt, ausführt, veräußert, abgibt, sonst in den Verkehr bringt, erwirbt oder sich auf sonstige Weise verschafft ...". Im Gesetzestext § 29 wird weiter Folgendes festgelegt: „Das Gericht kann von einer Bestrafung (...) absehen, wenn

der Täter die Betäubungsmittel lediglich zum Eigenverbrauch in geringer Menge anbaut, herstellt, einführt, ausführt, durchführt, erwirbt, sich in sonstiger Weise verschafft oder besitzt." Das bedeutet, dass Cannabisprodukte in Deutschland von den meisten Kranken illegal verwendet werden. Es ist aber gängige Rechtspraxis, dass beim Besitz von nur „geringen Mengen" keine Strafverfolgung erfolgt. Die Definition von „geringen Mengen" variiert in den einzelnen Bundesländern zwischen 30 und 0,5 Gramm. Wer die medizinische Verwendung in der Vergangenheit nachweisen konnte, ging meist straffrei aus. Ein Freibrief ist das allerdings nicht.

## Risiko „Illegalität" – Nebenwirkungen unbekannt

Das größte Risiko bei dem Gebrauch von Cannabis (Hanf) ist die Illegalität des Wirkstoffes. Der Anbau der wirkstoffreichen Pflanzen ist hierzulande verboten, bei Produkten, die auf dem schwarzen Markt beim Drogenhändler erworben werden,

**Die Hanfpflanze erlebt in der Fachwelt eine bemerkenswerte Renaissance.**

**Das Bundesinstitut für Arzneimittel und Medizinprodukte bestätigte 1996 die therapeutische Wirkung von Cannabisprodukten.**

**Internationaler Schulterschluss für den Hanf: Im November 1997 fand eine Tagung der „Arbeitsgemeinschaft Cannabis als Medizin" statt. Wissenschaftler und Juristen aus Deutschland, den Niederlanden und der Schweiz nahmen daran teil.**

gibt es keine Sicherheit bezüglich Inhaltsstoffe und Reinheit. Die Qualitäten sind schwankend und deshalb ist auch die Dosierbarkeit schwer zu beurteilen. Der laienhafte Verbraucher kann nicht beurteilen, was in dem Stoff alles steckt, dadurch werden Risiken und Nebenwirkungen unkalkulierbar. In diesem Zusammenhang kommt wiederum die Definition der WHO zum Tragen, denn Cannabis an sich macht nicht süchtig. Um den Kundenstamm langfristig zu sichern, arbeiten Drogenhändler mit Verschnitten, denen teils abhängig machende Substanzen beigemischt werden.

Ein weiteres Problem stellt die Darreichungform dar. Man könnte – mit entsprechender Forschung – Cannabinoide beispielsweise auch als Augentropfen (gegen den grünen Star) oder in Aerosolform (bei Asthma) auf den Markt bringen, was bei so speziellen Erkrankungen ideal wäre. Die Anwendung als Suppositorium (Zäpfchen) und als intravenöse Applikation wurde bereits getestet. All das setzt natürlich voraus, dass die medizinische Anwendung von Cannabinoiden legal gehandhabt werden muss.

Nachdem der Anbau und Gebrauch von Hanf 1961 sozusagen weltweit durch den UNO-Beschluss „Single Convention on Narcotic Drugs" verboten wurde, kamen alle Forschungen zum Stillstand. Auch Deutschland unterschrieb die Konvention zur Ächtung des Hanfes. In einigen Ländern, wie in Deutschland, wurde jedoch in den vergangenen Jahren die Möglichkeit geschaffen, einzelne Cannabisprodukte wieder zu verwenden.

So dürfen Cannabispflanzen zur Faser- und Samengewinnung angebaut werden. Der Hanf als Lieferant von Fasern für Textilien und technische Anwendungen sowie von wertvollem Öl für die Nahrung und die Körperpflege erlebt seitdem eine Renaissance. Die Verwendung zu pharmakologischen bzw. medizinischen Zwecken ist jedoch weiterhin untersagt.

## Hanf als Politikum

Die Misere rund um den Hanf wird deutlich – aber es gibt Hoffnung, dass Cannabis doch in nicht allzu ferner Zukunft als Arzneimittel wieder eingesetzt werden kann. Im November 1997 wurde erstmals eine

Ausnahmegenehmigung erteilt, sodass jetzt Professor Gorter vom Krankenhaus Moabit in Berlin eine internationale Vergleichsstudie über die medizinische Verwendung von Cannabis starten kann. Seit März 1998 kann Marihuana in den niederländischen Apotheken gegen ärztliches Rezept an Aids- und Krebskranke abgegeben werden. Das entsprechende Medikament wird in Kapselform hergestellt und verkauft. Auch in den USA tut sich etwas: 1996 entschieden die Einwohner von Arizona und Kalifornien per Volksbegehren die Legalisierung von Marihuana für medizinische Zwecke. Auch die schleswig-holsteinische Landesregierung startete ein Modellprojekt, bei dem Marihuana bzw. Haschisch in Apotheken an einen bestimmten Personenkreis mit ärztlicher Bescheinigung abgegeben werden soll. Dieser Vorstoß scheiterte jedoch.

Cannabinoide bleiben also weiter ein Politikum, doch Ansätze, die medizinischen Einsatzgebiete zu legalisieren, werden gemacht – aber der Weg vom Teufelszeug zum Allheilmittel ist weit. Dabei begann die Geschichte des Hanfes doch so viel versprechend.

# Hanf, Haschisch, Cannabis, Marihuana – eine Pflanze mit vielen Namen

Cannabis ist die allgemeine lateinische Bezeichnung für die Gattung der Hanfpflanzen. Der vollständige botanische Namen lautet „Cannabis sativa L.". Die Pflanze wurde früher in mehrere Arten unterteilt, zum Beispiel „Cannabis indica" und „Cannabis ruderalis". Dadurch wollte man eine Klassifizierung vornehmen, die sich im Wesentlichen an den Anteil der berauschenden Substanz, des so genannten THCs (Tetrahydrocannabinol) orientierte. Auch die unterschiedlichen Erscheinungsformen, wie Größe, Fruchtgehalt und Faseranteil wurden damit gleichsam kategorisiert.

Man unterschied demnach:

▶ **Cannabis sativa** – der gewöhnliche Hanf, der einen relativ geringen Anteil des berauschenden THCs enthält. Dafür ist die Pflanze reich an Fasern und eignet sich deshalb gut zur Papierherstellung und anderer Stoffe. Die Pflanze ist dickstämmig und wird bis zu vier Meter hoch.

THC-arme Hanfsorten, deren Gehalt unter 0,3 % liegt, dürfen in der EU wieder angebaut werden. Die Hanfproduktion wird sogar subventioniert.

▶ **Cannabis indica** – der indische Hanf hat den höchsten THC-Anteil und ist deswegen für die medizinische Nutzung besonders interessant. Der Stamm ist nicht so dick und die Pflanze wird auch nur etwa 1,2 Meter hoch.

▶ **Cannabis ruderalis** – der wilde Hanf ist im Gegensatz zu den beiden ersten keine Kulturpflanze. Sie wächst eher buschig und hat einen mittleren THC-Anteil.

Diese Einteilung gilt heute allerdings als überholt und so kennen Botaniker nunmehr die allgemein gültige Bezeichnung Cannabis sativa L. Die nächsten Verwandten des Hanfes sind die Hopfengewächse. Die Cannabispflanzen sind zweigeschlechtlich. Das heißt, es gibt sowohl männliche als auch weibliche Pflanzen. Die männlichen sind eher hoch und lang gewachsen; die weiblichen wachsen niedrig und breiter. Die weiblichen Hanfpflanzen sondern während der Blütezeit einen Harz ab. Dieser gleicht für die Pflanze bei hohen Außentemperaturen den Feuchtigkeitsverlust aus und schützt sie vor dem Vertrocknen. Die harzige Flüssigkeit ist landläufig als Haschisch bekannt. Je nachdem, wie viel THC die Pflanze beinhaltet, hat auch der Harz einen entsprechenden Gehalt. Die getrockneten Blüten und Blätter der Hanfpflanze werden als Marihuana bezeichnet. Da diese Pflanzenteile selbst kein THC enthalten, sondern nur das Harz, das noch an Blüten und Blättern haftet, ist Marihuana nicht so stark wie Haschisch. Der Pflanzenstamm enthält keine heilkräftigen Substanzen und wird ausschließlich zur Fasergewinnung verwendet. Umgangssprachlich haben die Hanfprodukte noch vielerlei Namen. So nennt man Haschisch auch „Shit" und Marihuana „Gras". Worum sich beim Hanf allerdings alles dreht, sind die Inhaltsstoffe. Rund 60 verschiedene sollen es sein und dennoch interessiert (fast) alle nur der eine – das Tetrahydrocannabinol (THC). Der Anbau von Cannabispflanzen mit hohem THC-Anteil ist in Deutschland verboten.

## Hanf – die älteste Kulturpflanze der Welt

Am Anfang war der Hanf – das ist keineswegs übertrieben, denn die Geschichte dieser Pflanze reicht über 12 000 Jahre zurück. Die Hanf-nutzung ist so alt wie die Mensch-heit. Das belegen eindeutig histori-sche Grabfunde von Hanfsamen bei Eisenberg/Thüringen, die aus dem Jahre 5500 v. Chr. stammen. In China wird seit ungefähr 10 000 Jahren Hanf als Speisezutat, als me-dizinisches Mittel und zur Textil-herstellung verwendet. Man setzte Hanf auch zur Papiergewinnung ein. In den Keltengräbern (500 v. Chr.) von Hochdorf fand man Reste von Hanfstoffen. Auch die Mongolen, Skythen, Thrakier und Römer haben diesbezüglich his-torische Zeugnisse hinterlassen. Und schließlich hätte sich die berühmte Gutenberg-Bibel längst in Staub aufgelöst, wenn sie nicht im 16. Jahrhundert auf Hanfpapier gedruckt worden wäre.

## Cannabis – Geschichten vom Aufstieg und Fall einer Heilpflanze

Für mehr als 3500 Jahre hatte Can-nabis oder Hanf einen hohen, in manchen Kulturen sogar den höchstmöglichen Stellenwert unter den Heilpflanzen. Ob in China, In-dien, dem Mittleren und Nahen Osten, in Afrika und dem vorchrist-lichen Europa (bis 400 v. Chr.) – auf der ganzen Welt schätzte man die Heilwirkung dieser Pflanze.

Die berauschenden Inhaltsstoffe kannte man bereits in vorchristli-cher Zeit. Sie dienten den Schama-nen und Heilkundigen in vielen Kulturen als Mittel für religiöse Riten und Heilungszeremonien. In

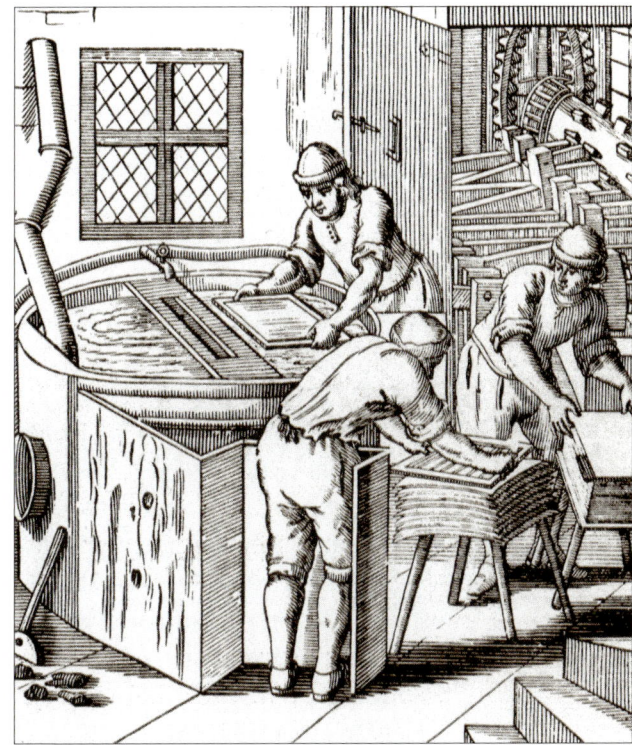

*Die Abbildung zeigt die Papierher-stellung mit Hanf im 17. Jahrhundert.*

Die Yang-Shao-Kultur in China wird auf die Zeit um 4200 v. Chr. datiert. Aus dieser Zeit stammen erste historische Belege für die Nutzung des Hanfs als Textilpflanze und Nahrungslieferant.

den frühen Kulturen gab es keine strikte Trennung zwischen kultischer und medizinischer Anwendung. Entweder nahmen die „Arzt-Priester" die Droge selbst, um das Bewusstsein zu erweitern und hellseherische Fähigkeiten zu entwickeln, oder sie verabreichten sie Kranken, um deren Schmerzen zu lindern. Im Laufe der Zeit entstand daraus eine Art Erfahrungsmedizin, bei der Hanf eine bedeutende Rolle spielte.

## Hanf in China und Indien

Erste Erwähnung fand Cannabis im klassischen Arzneimittelbuch der chinesischen Medizin, das aus dem Jahre 2732 v. Chr. stammt. Dieses Werk – das Shen Nung Ben Ts'ao – beschreibt unter anderem den Gebrauch von Cannabis, der im Chinesischen „Ma" heißt. „Ma" ist ein Wort, das negativ belegt ist, was wahrscheinlich auf unerwünschte psychische Nebenwirkungen zurückzuführen ist. Aber gemäß diesem Buch wurde Cannabis bereits damals bei rheumatisch bedingten Schmerzen, Gicht, Frauenleiden und Malaria empfohlen. Neben den

Drogen-Inhaltsstoffen wurde aber auch der Hanfsamen medizinisch verwendet. Aufzeichnungen darüber gibt es im China aus dem 14. Jahrhundert n. Chr. – ein dauerhafter Genuss versprach ein langes und gesundes Leben. Hanfsamen wurden gegen Menstruationsbeschwerden, bei Verstopfung und krankhaften Erbrechen verabreicht. Auch damals war schon die äußerliche Anwendung von Samen, Öl und Pflanzensaft bekannt. Bei Hautkrankheiten, Geschwüren und Lepra kamen die antibiotischen Eigenschaften (durch die Cannabonoide und Gamma-Linolensäure) zum Einsatz. Cannabissaft war schon damals ein beliebtes Anti-Wurm-Mittel. Erst jüngste Forschungen ergaben, dass die chemische Struktur der Cannabonoide der von Hexylresorcinol, einem modernen Wurmmedikament, ähnelt.

In Indien wurde Hanf erstmals zwischen 1500 und 1200 v. Chr. als Heilpflanze beschrieben. Allerdings sprach man dabei von „Bhang", was die Bezeichnung für die getrockneten Blätter der Hanfpflanze ist. Im größten Standardwerk indischer Medizin, dem Súsruta-Samhita, wurde Cannabis im 7. Jahrhundert

n. Chr. als Mittel gegen Magen-Darm-Beschwerden, Durchfall und Fieber aufgeführt. In der ayurvedischen Lehre – der traditionellen hinduistischen Medizin – fand Bhang als appetitanregendes Mittel und Arznei gegen Lepra-Erkrankungen Erwähnung. Außerdem sei es gut gegen Schlafstörungen, es fördere die Lebensenergie und den Sexualtrieb. Seit vielen Jahrhunderten werden in Indien Cannabis-Zubereitungen auch bei Epilepsie, Kopfschmerzen, neuralgischen Schmerzen und zur Betäubung bei kleineren Operationen eingesetzt. Auch Atemwegserkrankungen stehen auf der Indikationsliste. Auch im antiken Griechenland und Italien war der Hanf als Heilpflanze bereits entdeckt. Es ist jedoch überraschend, dass die Römer und Griechen offenbar den psychogenen Effekt des Cannabis nicht kannten. Sie beschränkten sich auf die äußere Anwendung von Pflanzensaft, Wurzelabkochungen und Samenbrei.

# Der Hanf erobert Europa

Bis zum Ende des Mittelalters war Hanf in Europa in erster Linie eine Nutzpflanze. Man stellte aus ihren Fasern Stoffe und Seile her. Erst Hildegard von Bingen (1098–1179), die heilkundige Äbtissin, erwähnte den Hanfsamen als schmerzlinderndes Mittel.

Sie war im Europa des Mittelalters eine der Ersten, die über die bewusstseinsbeeinflussende Wirkung des Hanfkrautes schrieb: „Dem gesunden Kopf und dem vollen Gehirn schadet er nicht." Der „Cannabus" spielte in ihrer Klosterapotheke eine wichtige Rolle.

Peter Schoofer verfasste im Jahre 1485 ein Kräuterbuch, in dem er den Hanf bei Blähbauch, Wassersucht, Schmerzen im Analbereich und als Pflaster · bei Geschwüren und Karbunkeln empfahl.

Erst im Jahre 1640 entwickelte der englische Kräuterarzt John Parkinson neue Aspekte in der Anwendung von Hanf – als Hustenmittel, bei Gallenkoliken und Gichtschmerzen.

Der wichtigste Forscher der modernen Hanfanwendung – einschließlich der psychotropen Wirkungen – war der Schotte Sir William Brooke O'Shaughnessys. Als Angestellter der British East India Company entdeckte er 1833

**Die Erfahrungen aus Indien gelangten als erste nach Europa – und legten den Grundstein für die systematische Erforschung des Hanfes.**

**In Amerika entdeckten Forscher als Erste, dass Cannabis sich auch zur Suchtentwöhnung beispielsweise bei Morphinen eignet.**

den Hanf in Indien und brachte ihn nach Europa. Zunächst befasste er sich nur mit der volksmedizinischen Anwendung, dann begann er selbst mit Cannabis zu experimentieren. Seine Ergebnisse waren erstaunlich: Schmerzlinderung stand im Vordergrund, bei Tetanus und Tollwut konnten die typischen Spasmen eingedämmt werden und bei der Behandlung von Cholera erzielte er sogar ausgezeichnete Ergebnisse. Durch die Erfolge O'Shaughnessys etablierte sich Cannabis bald zum akzeptierten Medikament und gelangte auf diesem Weg nach Amerika.

Die Studien von O'Shaughnessys waren nur der Anfang. Im 19. Jahrhundert gab es einen regelrechten Boom in der Cannabisforschung. Rund 100 Studien wurden bis zu Beginn des 20. Jahrhunderts veröffentlicht. Man entdeckte die Wirkung bei neuralgischen Schmerzen, die appetitanregende Komponente ebenso wie den Geburts unterstützenden Effekt. Mehrere Fälle von Chorea Huntington (Veitstanz) konnten mit Cannabis gut therapiert werden, ebenso Asthma und Menstruationsbeschwerden. Noch Anfang dieses Jahrhunderts wurde

Cannabis in der Medizin als Wundermittel gefeiert, doch dann begann der unaufhaltsame Abstieg – vom Allheilmittel zum Rauschgift.

## Hanf als Spielball von Macht und Geld

Anfang des 20. Jahrhunderts geriet der Hanf ins Zwielicht und damit ins Hintertreffen. Zwar verkauften Apotheken Asthmazigaretten mit Cannabis und Hühneraugenpflaster Marke „Haschisch" waren noch auf dem Markt, doch die sollten bald verschwinden. Drogeninitiativen brachten den Hanf in Misskredit und die forcierte Entwicklung von synthetischen, schnell wirkenden Arzneimitteln führte zur Verdrängung der Naturheilmittel. Der Hanf als schnell wachsende und robuste Heilpflanze versprach den Pharmakonzernen weit weniger Profit als die synthetisch hergestellten Medikamente.

Zum anderen schwenkte auch die Papierindustrie zur Herstellung ihrer Produkte auf Holz um, weil das wesentlich höhere Gewinne versprach. Fast zeitgleich wurde die Herstellung von Plastik aus Öl auf dem Markt eingeführt, was dem Hanf zusätzliche Verluste einbrachte. Industriebosse rund um den Globus waren sich einig, dass der Hanf als umweltfreundliche Konkurrenz vom Markt verschwinden musste, um neue Gewinn bringende Produkte zu platzieren.

Damals entstand die Mär von der Mörderdroge Cannabis. Dem Leiter der staatlichen Rauschgift- und Drogenbehörde (FBNDD) in den USA, Harry J. Anslinger, wurde es zum Lebensziel Cannabis zu verbieten. Seine Bemühungen wurden nur während des Zweiten Weltkrieges kurzfristig blockiert. Da war nämlich Hanf als strapazierfähiges Material überaus gefragt. Aber danach setzte Anslinger seinen Feldzug gegen Hanf fort. Nach 31 Jahren als Leiter der FBNDD hatte er es schließlich geschafft – der Hanf wurde per UNO-Resolution weltweit als Rauschgift geächtet.

**Bei seiner Pensionierung gestand Harry Anslinger: „Sicher ist Marihuana eher harmlos, aber Verbote stärken die Autorität des Staates."**

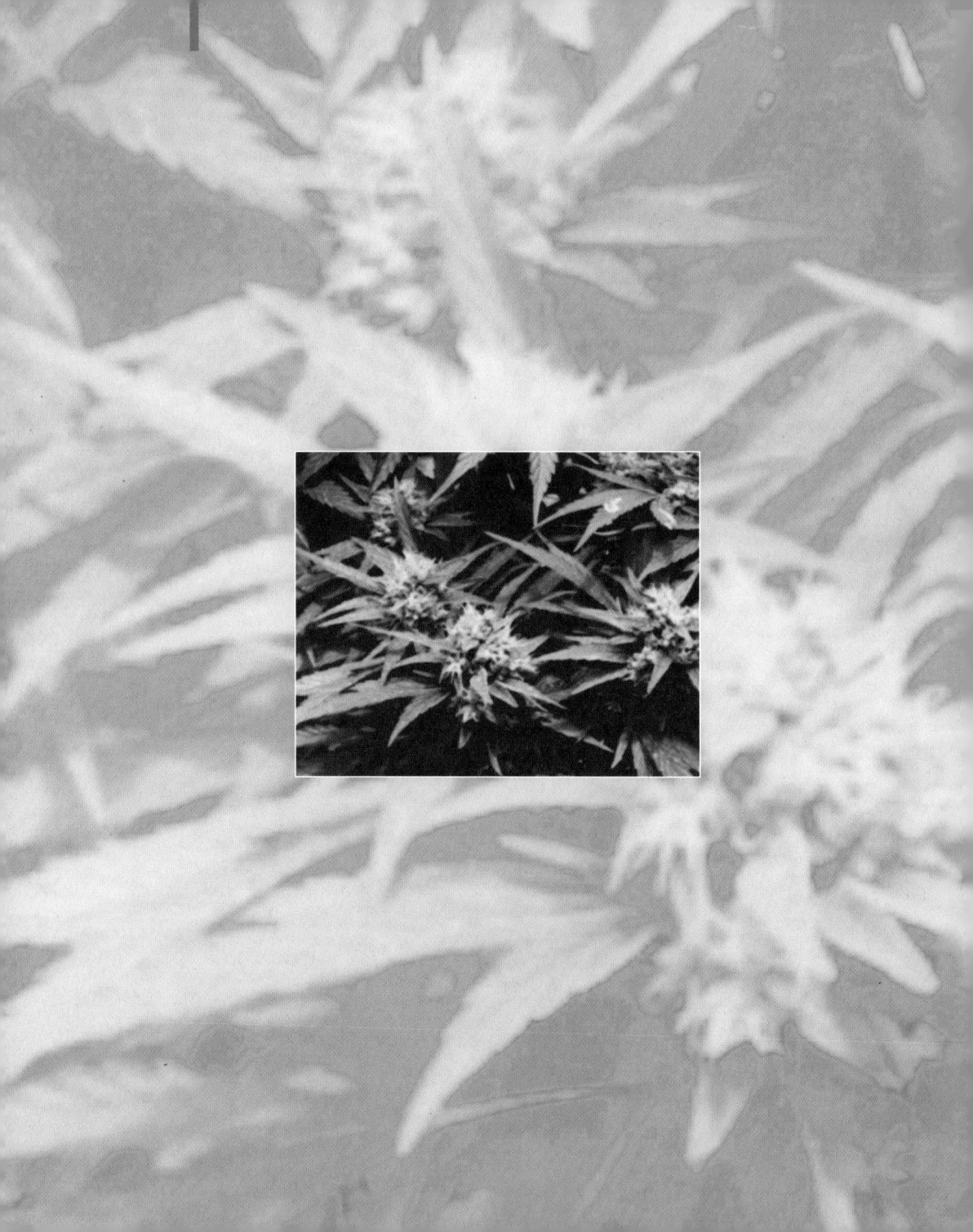

# VIELFALT AUS DER NATUR

Die erstaunliche Vielfalt der Hanfprodukte hat eine lange Tradition. Schon die Phönizier der Antike fuhren mit Hanfsegeln über die Weltmeere. Noch ehe der Hanf eine anerkannte Heilpflanze war, war er schon wertvoller Rohstoff für allerlei Gebrauchsgut und nicht zuletzt auch Lieferant für Nahrungsmittel. Aber auch in den schönen Künsten war Hanf geschätzt: Maler wie Rembrandt verwendeten Hanfleinwände für ihre Werke und die leuchtenden Farben wurden durch Hanföl konserviert. Schließlich druckte auch Gutenberg seine erste Bibel auf Hanfpapier, dessen Beständigkeit es zu verdanken ist, dass man sie immer noch bewundern kann.

Die Hanfpflanze hat vielerlei Vorteile. Einige davon gewinnen heute wieder an Bedeutung, denn in einer Welt, die sich über versiegende Ressourcen sorgen muss, sind nachwachsende Rohstoffe natürlich sehr begehrt.

## Alles Hanf – von der Hose bis zum Treibstoff

Die Hanfpflanze ist – im Idealfall – vollständig verwertbar. Sie hinterlässt keine Rückstände oder schädlichen Abfallprodukte. Sie wächst schnell und ist robust – und die Verarbeitung ist wesentlich umweltfreundlicher als bei anderen Naturmaterialien.

## Hanf für die Bekleidung

Als Naturfaser lässt sich Hanf mit Baumwolle und Leinen vergleichen. Allerdings sind Hanfprodukte wesentlich strapazierfähiger. Bestes Beispiel ist die beliebte Jeans. Ihren Ruf, unverwüstlich zu sein, erhielt sie, weil Levi Strauss sein erstes Modell aus Hanfstoff fertigte. Die industriellen Bekleidungshersteller haben den Hanf noch nicht wieder entdeckt – allerdings hauptsächlich aus Profitgründen. Denn wer will

Der bayerische Schneider Levi Strauss nietete in San Francisco Mitte des letzten Jahrhunderts die erste Jeans aus Hanfstoff zusammen.

schon Kleidung herstellen, die ein Leben lang hält?

## Hanf für die Ernährung

Hanfsamen und Hanföl sind eine wichtige Nahrungsergänzung und Bereicherung der Küchenlandschaft. Hanföl kann jedes andere Speiseöl ersetzen und liefert zugleich dem Stoffwechsel wichtige Bausteine. Hervorzuheben ist der hohe Anteil an ungesättigten Fettsäuren. Eine gesunde Kombination aus Proteinen, Vitaminen, Mineralstoffen und Spurenelementen bieten die Hanfsamen. Lesen Sie mehr auf Seite 20.

## Hanf als Farbe

Ökologisch unbedenkliche Farben lassen sich mit dem völlig ungiftigen Hanföl herstellen. Vor allem für Wohnräume wäre das ideal. Es gibt bereits Lacköfarben auf Hanfölbasis.

## Hanf als Kunststoff-Ersatz

Schon während des Zweiten Weltkrieges versuchte man, aus Hanf eine Kunststoff-Alternative zu fertigen. Bereits 1941 verwendete Henry Ford – der amerikanische Autoher-

Zellulose ist der Grundstoff für viele Produkte. Holz, der am häufigsten verwendete Grundstoff, enthält 70 Prozent Zellulose. Hanf enthält zehn Prozent mehr, wird aber noch nicht eingesetzt.

steller – Gussteile aus Hanf für seine Automobile. Auch Kunststoffrohre beim Hausbau lassen sich durch Hanfrohre ersetzen, ebenso sieht es mit Dämmmaterialien aus. Völlig neue Verfahren dazu wurden von einer österreichischen Firma entwickelt. Sie plant in nicht allzu ferner Zukunft alle möglichen Kunststoffe (inklusive PVC) durch Hanf-Alternativen zu ersetzen. Besonders interessant sind diese Möglichkeiten wegen der toxikologischen Unbedenklichkeit.

## Hanf als Papier

Für die Wälder dieser Erde wäre die Umstellung der Papierproduktion auf Hanf ein wahrer Segen. Hanf ist ein nachwachsendes Naturprodukt, das bei der Herstellung und Entsorgung keine Umweltschäden anrichten würde. Leider sind die Voraussetzungen für eine großzügige Umstellung noch nicht gegeben. Noch wird zu wenig Hanf angebaut und entsprechend sind die Preise zu hoch.

## Hanf als Treibstoff

Bislang setzte man auf der Suche nach einem nachwachsenden, natürlichen Treibstoff hauptsächlich auf Raps. Eine andere Möglichkeit wäre allerdings auch der Hanf, der sehr ölhaltig ist.

## Naturkosmetik mit Hanf

Zur Herstellung von pflegenden Kosmetikprodukten sind Hanfsamen und Hanföl gleichermaßen gut geeignet. Beides enthält pflegende Substanzen, die Haut und Haar zugute kommen. Über die Inhaltsstoffe lesen Sie später mehr in diesem Kapitel.

Die gute Verträglichkeit der Hanfprodukte rührt daher, dass Hanföl dem menschlichen Hautfett am ähnlichsten ist. Nur Avocado- und Mandelöl stehen dem in nichts nach.

Hanföl wird gut von der Haut aufgenommen und dringt bis in die tieferen Hautstrukturen ein. Darüber hinaus galt Hanfsamen und -öl seit je als gutes Heilmittel bei Hauterkrankungen. Es ist entzündungshemmend und antibakteriell.

Produkte, die Hanfsamen oder -öl enthalten, werden bereits von einigen Naturkosmetikherstellern angeboten. Es gibt aber auch zahlreiche Möglichkeiten, Cremes, Masken und Haarspülungen selbst herzustellen.

# Das steckt im Hanf – Inhaltsstoffe und Wirkungsweisen

Die Hanfpflanze enthält eine Vielzahl sehr unterschiedlicher Wirkstoffe. Mindestens 60 Substanzen gelten als wirksame Bestandteile von Medikamenten und Naturheilmitteln.

Die wichtigsten im Überblick:
▶ Delta-9-Tetrahydrocannabinol (Delta-9-THC)
▶ Cannabidiol (CBD), Cannabinol (CBN), Cannabigerol (CBG), Cannabichromen (CBC)

### Hanföl pflegt schön

- *Bei trockener Haut helfen Badezusätze aus Buttermilch und Hanföl.*
- *Dem normalen Waschgel kann man Hanföl beimischen, um es für trockene Haut verträglicher zu machen.*
- *Hanfsamen und Milch mischt man für Gesichtsmasken für normale Haut – bei trockener Haut verrührt man Hanfsamen mit süßer Sahne.*
- *Angegriffenes Haar behandelt man nach dem Waschen an den Spitzen mit Hanföl.*
- *Für trockenes Haar werden Hanföl und Eigelb zu einer Kurpackung vermischt.*

▶ Aminosäuren, Proteine, Glykoproteine

▶ Ätherische Öle, nicht cannabinoide Phenole, Flavonoide

▶ Vitamine, einfache und mehrfach ungesättigte Fettsäuren.

Wenn von der medizinischen Bedeutung der Hanfpflanze gesprochen wird, so dann zumeist von den Cannabinoiden. Diese sind nur in der Hanfpflanze zu finden. Sie kommen in unterschiedlichen Mustern und Verbindungen vor, pharmakologisch besonders interessant ist dabei das Delta-9-Tetrahydrocannabinol, kurz Delta-9-THC oder nur THC genannt. Es wirkt unter anderem antibiotisch, muskelentspannend, antiepileptisch, Brechreiz hemmend, stimmungsaufhellend, appetitanregend, fiebersenkend, augeninnendrucksenkend, bronchienerweiternd, beruhigend und schmerzstillend.

Da die natürlichen Wirkstoffe verboten sind, hat man versucht, das THC synthetisch nachzubauen. Das Ergebnis ist ein Medikament, das unter anderem unter den Namen Marinol oder Nabilone angeboten wird. Es dient vorwiegend zur Appetitanregung und gegen Unwohlsein bei Aidspatienten, ist allerdings nicht frei von Nebenwirkungen.

Cannabidiol (CBD) hat keine psychotrope, also das Gehirn beeinflussende, Wirkung. Es verstärkt allerdings die beruhigenden und schmerzhemmenden Eigenschaften des THCs. Auch diese Substanz wirkt antiepileptisch, angstlösend, antibiotisch und augeninnendrucksenkend.

Die anderen Cannabinoide sind wissenschaftlich noch wenig erforscht. Es ist deshalb durchaus möglich, dass auch diese in der Zukunft medizinisch eingesetzt werden können. Von Cannabichromen weiß man, dass sie beruhigend und entzündungshemmend wirken. Cannabigerol ist antibiotisch und senkt ebenfalls einen erhöhten Augeninnendruck.

# Hanfsamen und Hanföl – Gesundheit zum Essen

Hanfsamen und Hanföl sind heutzutage relativ unbekannte Nahrungsmittel. Zwar reicht auch ihre Tradition Jahrtausende zurück, doch die Rennaissance lässt noch

**Erst 1964 entdeckten Forscher das Delta-9-THC und lösten damit einen wahren Forschungsboom rund um den Hanf aus.**

auf sich warten. Hanföl ist ein sehr hochwertiges Speiseöl, das mit Walnuss- oder Haselnussöl vergleichbar ist. Es wird in der Regel kaltgepresst, um die wertvollen Inhaltsstoffe nicht zu schädigen. Hanfsamen und -öl sind reich an essenziellen Aminosäuren und essenziellen Fettsäuren. Sie wirken cholesterinsenkend und vorbeugend gegen Herz-Kreislauf-Erkrankungen. Mit Hanfsamenöl lassen sich zahlreiche Erkrankungen bessern – zum Beispiel Neurodermitis, rheumatoide Arthritis und diabetische Neuropathie, eine Spätfolge der Zuckerkrankheit. Hanfsamen und Hanföl enthalten keine oder nur verschwindend geringe Spuren von THC. Sie wirken auf ganz andere Weise gesundheitsfördernd.

In Hanfsamen findet man durchschnittlich 30 Prozent Fett, 25 Prozent Eiweiß und 30 Prozent Kohlenhydrate sowie einen hohen Anteil der B-Vitamine, Vitamin E, Kalzium, Magnesium, Kalium und Eisen. So wertvoll wie der Samen ist auch das Öl, das daraus gewonnen werden kann. Proteine und Fette reagieren allerdings sehr empfindlich auf Wärme und deshalb wird Hanföl zumeist in Kaltpressung hergestellt.

Das Besondere an Hanfsamen und -öl sind die ungesättigten Fettsäuren. Im Gegensatz zu den gesättigten Fettsäuren, die durch tierische Fette aufgenommen werden, sind die ungesättigten Fettsäuren sehr gesundheitsfördernd. Bei den ungesättigten Fettsäuren unterscheidet man wiederum essenzielle und nicht essenzielle Fettsäuren. Essenziell sind Fettsäuren, die nicht vom Körper selbst hergestellt werden können, die der Organismus allerdings zum reibungslosen Funktionieren braucht. Linolsäure und Alpha-Linolsäure gehören dazu und sind beide im Hanföl enthalten.

Zwar gibt es Pflanzenöle, die ebenfalls Linolsäure enthalten, doch das Hanföl bietet eine weitere Besonderheit. Aus Linolsäure bildet der Organismus eine weitere wichtige Fettsäure – die Gamma-Linolensäure. Diese kommt nur sehr selten in Pflanzen vor, die Ausnahme bilden Hanf, Nachtkerze und Borretsch. Bei Letzteren ist der Anteil relativ hoch, beim Hanf eher gering. Es gibt nun Menschen, bei denen der normale Umwandlungsprozess im Körper gestört ist, sie sind auf eine externe Zufuhr von Gamma-Linolensäure angewiesen. Aller-

**Anandamide sind Botenstoffe, die der Körper selbst produziert. 1992 wurde entdeckt, dass Cannabinoide die Aufgaben dieser körpereigenen Substanzen imitieren können. Welchen medizinischen Nutzen das haben kann, weiß man noch nicht.**

**Hanföl enthält 51 % Linolsäure und 25 % Linolensäure.**

Bei welchen Beschwerden und Erkrankungen die Wirkstoffe der Hanfsamen und des Hanföls zum Einsatz kommen, können Sie in den folgenden Kapiteln nachlesen.

dings schmecken Nachtkerzen- und Borretsch-Öle ausgesprochen bitter und werden deshalb nur in Kapselform angeboten. Nur Hanföl ist als Nahrungsmittel geeignet, das den Körper mit diesem wichtigen Stoff versorgen kann.

## Was Hanf alles kann

Beim Hanf handelt es sich um ein wahres Allroundtalent unter den Heilpflanzen. Zwar kam nach dem Verbot die Forschung quasi zum Erliegen, doch selbst das wenige, was man weiß, ist geradezu atemberaubend. Hanf in seiner Gesamtheit hilft gegen schwere Erkrankungen ebenso wie bei leichten Befindlichkeitsstörungen. Cannabis steht in dem Ruf, sowohl antibakterielle als auch antivirale Eigenschaften zu besitzen. Es wirkt appetitanregend und Brechreiz hemmend, bronchienerweiternd ebenso wie antiepileptisch. Auch gegen Entzündungen kann man es einsetzen, es stillt Schmerzen und senkt das Fieber. Durch Cannabis wird man müde und schläfrig, aber gleichzeitig können sich auch die Stimmung aufhellen und die Gefühle intensivieren. Positiv sind auch die Faktoren, die sowohl das Tumorwachstum als auch den Gerinnungsfaktor positiv beeinflussen. Und das alles bei allgemein guter Verträglichkeit.

## Die richtige Dosis – gar nicht so einfach

Die rechtliche Situation in Deutschland macht es momentan sehr schwierig, dieses Thema zu behandeln. Ärzte, die Cannabis für ein probates Mittel halten würden, dürfen es nicht verordnen. Deshalb bleiben derzeit folgende Behandlungsmöglichkeiten:

▶ Die Anwendung von NABILON (o. Ä.): Dieses synthetisch hergestellte Cannabinoid ist das einzig rezeptierbare Medikament, das zur Zeit auf dem deutschen Markt zur Verfügung steht. Es muss aber aus dem Ausland importiert werden.

▶ Im Rahmen von Forschungsvorhaben bekommen Patienten mit schwersten Erkrankungen synthetisches THC verabreicht.

▶ Es ist zwar verboten, aber es besteht die Möglichkeit, sich Haschisch oder Marihuana zur Selbsttherapie auf dem illegalen Drogenmarkt zu besorgen.

▸ In den Niederlanden gibt es Cannabinoid in Kapselform in der Apotheke.

▸ Der Anbau von THC-haltigem Hanf ist verboten, aber theoretisch möglich.

Die Behandlung mit natürlichen Cannabinoiden gestaltet sich also schwierig. Es bleibt für alle Schwerkranken zu hoffen, dass die Gesetzeslage bald in Bewegung gerät und dadurch ein legaler Einsatz dieses Naturheilmittels möglich ist.

# Wie verwendet man dieses Heilmittel?

Eine Frage, die nur schwer zu beantworten ist, da die meisten Darreichungsformen momentan in Deutschland entweder verboten oder noch nicht einsatzbereit sind.

### Innere Anwendung

Das Rauchen von Cannabispräparaten ist derzeit die gängigste Form der Darreichung. Die Wirkung tritt dabei innerhalb von fünf bis 15 Minuten ein. Das hat den Vorteil, dass man die Wirkung gut dosieren kann. Der Nachteil beim Rauchen ist die Belastung der Schleimhäute – Rauch enthält immer auch Krebs

erregende Substanzen. Geraucht werden entweder Marihuana-Zigaretten – auch Joints genannt –, eine Pfeife oder Wasserpfeife. Wann immer möglich sollten Filter verwendet werden.

Man kann Cannabispräparate auch essen oder trinken. Die orale Aufnahme wird von den meisten Kranken bevorzugt, weil sie eine länger anhaltende Wirkung bei niedriger Dosierung erlaubt. Haschisch und Marihuana können in Backwaren integriert werden oder als Zusatz in Tees. Den höchsten Wirkungsgrad erzielt man bei Nahrungsmitteln, die nur kurzfristig erhitzt werden. Da Fett die Aufnahme des THCs verbessert, sollten die Getränke mit Sahne oder Butter verfeinert werden. Bei Gebäck sollte man darauf achten, dass sie ausreichend Fett enthalten. Problematisch ist die orale Aufnahme insofern, als dass die Wirkung zum Teil erst nach 30 Minuten bis zu zwei Stunden eintritt. Das verführt dazu, mehr aufzunehmen, als man braucht.

### Rauchen oder Essen – was ist besser?

Beides hat Vor- und Nachteile. Beim Rauchen gelangt durchschnittlich

Die Natur imitieren, das scheint momentan der Ausweg aus dem Verbotsdilemma. Doch die synthetische Variante ist nicht frei von Nebenwirkungen.

15 bis 20 Prozent des THCs der Zigarette in die Blutbahn. Beim Essen werden etwa sechs bis acht Prozent des THCs vom Magen-Darm-Trakt aufgenommen – bei der gleichzeitigen Einnahme von Fett kann dieser Wert auf zehn bis 20 Prozent erhöht werden.

## Äußerliche Anwendung

Getrocknete Hanfblätter werden für eine äußerliche Anwendung zerrieben und mit Wasser zu einer breiigen Masse verrührt. Diese Paste kann man auf Furunkel, Karbunkel oder Hautgeschwüre auftragen. Die zerriebenen Blätter können darüber hinaus auch als Juckreiz stillendes und desinfizierendes Pulver aufgetragen werden.

## Cannabis in der Homöopathie

In der Homöopathie wird ebenfalls mit Cannabis sativa gearbeitet. Der Urvater dieser Naturheilkunde, Samuel Hahnemann, beschäftigte sich seinerzeit sehr intensiv mit dem Hanf. Es gibt zwei unterschiedliche Homöopathika: Cannabis sativa wird aus dem THC-armen Hanf gewonnen und gegen vielerlei Beschwerden eingesetzt.

Cannabis indica wird aus dem THC-reichen Hanf gewonnen und nimmt unter den homöopathischen Mitteln eine Sonderstellung ein. Diese homöopathischen Mittel sind nicht in deutschen Apotheken erhältlich – sehr wohl aber in den Niederlanden oder Dänemark.

## Hanföl – unglaublich wertvoll

Kaltgepresstes Hanföl kommt sowohl in der Küche als auch in der Kosmetik zum Einsatz. Es kann sowohl innerlich als auch äußerlich angewendet helfen.
- Regelmäßiger Genuss von Hanföl stärkt das Immunsystem, beugt Arterienverkalkung vor und stärkt Haut und Haare.
- Die äußerliche Anwendung von Hanföl ist gut bei Neurodermitis. Es eignet sich als Massageöl und in der Kosmetik vor allem zur Pflege bei trockener Haut.

## Hanfsamen – sehr gesund

Hanfsamen sind reich an Vitaminen, Proteinen und Spurenelementen. Zerstoßene Hanfsamen können auch wie Mehl verarbeitet werden. Daraus ergeben sich in der Küche und in der Kosmetik zahlreiche Verwendungsmöglichkeiten. Hanfsamen sind, innerlich wie äußerlich angewendet, sehr gesund.

Hanfsamen stärken das Immunsystem und beugen Arterienverkalkung vor. Nach dem Essen eingenommen helfen sie gegen Blähungen und mit Milch aufgekocht ergeben sie ein gutes Hustenmittel.

Hanfsamen können, mit Milch oder Wasser aufgekocht, auch äußerlich angewendet werden. Mit lauwarmen Hanfsamen-Umschlägen lassen sich so Wundauflagen herstellen. In kalter Form hilft Hanfsamenbrei auch bei Sonnenbrand.

## Wurzeln und Pflanzenstamm – die Volksmedizin schwört darauf

Wurzeln und Stamm der Hanfpflanze – ganz gleich welcher Gattung – enthalten kein THC. Dennoch schreibt die Volksmedizin beidem Heilkräfte zu. So kann man die zerstoßenen Wurzeln in viel Wasser aufkochen und den Sud trinken. Er lindert Kopfschmerzen und hemmt Entzündungen.

Der Stamm des Hanfes kann ebenfalls zu einem Sud abgekocht werden – daraus entsteht ein stark entwässerndes Mittel. Zur äußerlichen Anwendung wird aus den Wurzeln ein Brei gekocht. Kalt aufgelegt lindert er Schmerzen, die durch Zerrungen und Verstauchungen entstanden sind.

## Die richtige Dosis

Problematisch ist im Zusammenhang mit Hanf immer die Dosierung des THCs. Dazu Hinweise zu geben, ist relativ schwierig und darf wiederum nur theoretisch verstanden werden. Die zu verwendende Tagesdosis liegt zwischen 0,1 und maximal zwei Gramm. Es gilt in erster Linie auszuprobieren, wie stark die Droge wirkt, da die Inhaltsstoffe von Produkt zu Produkt variieren, weil keine standardisierten Formen vorliegen.

Vorsicht und Bedacht sind also geboten. Ein marokkanisches Sprichwort sagt: „Kif (also Cannabis) ist wie Feuer: Mäßig erwärmt es, stark verbrennt es" und bringt es somit auf den Punkt. Weniger ist besser. Wichtig ist auch zu bedenken, wie man Cannabis nimmt. Beim Rauchen hat man eine schnelle Wirkungskontrolle, beim Essen ist diese stark verzögert. Die jeweilige

**Alle Teile der Hanfpflanze lassen sich irgendwie medizinisch verwenden.**

Cannabis hat viele Namen: Gras, Shit, Pot, Bang, Charas, Dagga, Kif, Dianba, Liamba, Maconha und so weiter ...

Wirkungsintensität hängt auch immer von der eigenen Tagesform ab. Außerdem: Nicht alle Krankheiten und Beschwerden brauchen die gleiche Dosis. Bislang liegen nur spärliche Erfahrungen vor. In der Regel benötigen Schwerstkranke mehr als andere Patienten.

## Drogenzubereitung

THC-haltige Cannabisprodukte werden von der blühenden oder gerade verblühten Hanfpflanze gewonnen. Dabei wird der Harz, der auf Blättern und Blüten haftet, durch Abstreifen oder Abschneiden der Blätter und Blüten gesammelt. Je nachdem von welchem Pflanzenteil der Harz stammt, variiert der THC-Anteil. Daraus werden im Wesentlichen zwei Produkte hergestellt – „Haschisch" und „Marihuana".

Haschisch ist das arabische Wort für „Gras". In Bezug auf Hanf versteht man darunter allerdings eine harzhaltige Zubereitung, die in Plattenform angeboten wird. Diese ist oft mit Henna, Gewürzen und Sand gestreckt. Die unterschiedlichen Methoden der Gewinnung lassen auf die Herkunft schließen. Haschisch aus dem Mittelmeerraum ist grünlich oder rotbraun, Haschisch

aus Asien eher schwarz. Der Begriff Marihuana wurde vom mexikanischen Wort „maranguanquo" abgeleitet. Das ist die Bezeichnung für eine rauschentwickelnde Pflanze. Auch Marihuana wird mit anderen Pflanzen gestreckt – zum Beispiel Tabak, Lavendel oder Oregano.

Haschisch enthält in der Regel mehr THC als Marihuana. Außerdem lassen sich im Haschisch mehr unerwünschte Stoffe „einbauen" – leider auch oft suchterzeugende Substanzen.

## Zukunftsvisionen

Wenn man von den wenigen Präparaten absieht, die es heute schon mit THC in Kapselform gibt, sind die Darreichungsformen von Cannabis eher primitiv. Wären die Wirkstoffe erlaubt, dann könnte die Einnahme für die Patienten wesentlich erleichtert werden. Vorrangig ist dabei sicher die Herstellung von Augentropfen gegen Glaukom und die Aerosolform für Asthma-Patienten. Mit Zäpfchen und Injektionslösungen wurde bereits experimentiert. Doch solange sich die Gesetzeslage nicht ändert, bleiben solche Darreichungsformen noch Zukunftsmusik.

# Risiken und Nebenwirkungen – was man wissen muss

Cannabis und Cannabinoide sind im Allgemeinen gut verträglich und haben nur geringe Nebenwirkungen. Gelegentlich kommt es zu Bindehautreizungen der Augen, trockenem Mund und Rachen, Kopfschmerzen und Herzfrequenzsteigerung. Selten sind Übelkeit, Erbrechen und Blutdruckabfall. Als unangenehmer werden die psychotropen Wirkungen empfunden, vor allem dann, wenn man noch keine Erfahrungen damit gemacht hat. Die Wirkung lässt sich schwer beschreiben und deshalb entsteht oft eine falsche Erwartungshaltung. Medizinisch relevant sind natürlich die Nebenwirkungen des Rauchens, die im Wesentlichen die Schleimhäute schädigen. Die aktive Teilnahme am Straßenverkehr und die Fähigkeit, Maschinen zu bedienen, kann stark eingeschränkt sein.

Beim Cannabisgenuss wird natürlich nicht nur ein einzelner medizinischer Effekt erzielt, sondern es wird ein Bündel von Reaktionen ausgelöst. Benutzt man es beispielsweise, um Migräneanfälle in den Griff zu bekommen, so wird unter Umständen gleichzeitig der Appetit angeregt. Wer ohnehin unter Gewichtsproblemen leidet, kann die appetitfördernde Wirkung als negativ empfinden.

## Risiken – kein Allheilmittel für alle

Dass Hanfprodukte generell gut verträglich sind, bedeutet nicht, dass die Einnahme für bestimmte Personenkreise nicht doch risikoreich sein kann.

▶ **Schwangerschaft und Stillzeit:** Es gibt zwar keine Hinweise auf eine fruchtschädigende Wirkung oder auf Missbildungen beim Kind, doch in der Schwangerschaft sollte man auf den Cannabiskonsum verzichten. Das gilt auch für stillende Mütter, da Cannabinoide in der Muttermilch nachweisbar sind. Zwar werden Hanfprodukte teils in der Volksmedizin zur Erleichterung der Geburt verwendet, darauf sollte man jedoch nicht zurückgreifen.

▶ **Herzkranke:** Da die Herzfrequenz ansteigen kann, kommt es zu einem erhöhten Sauerstoffbe-

**Heilpflanzen haben zumeist komplexe Wirkstoff-Kombinationen. Das bedeutet, sie lösen oft mehrere Effekte gleichzeitig aus.**

Jeder Mensch reagiert anders auf Cannabis, deshalb kann man die psychotrope Wirkung so schwer beschreiben.

---

### Wie die Psyche auf Cannabis reagieren kann

- *Die sinnliche Wahrnehmung wird intensiviert. Intellektuelle Fähigkeiten wie logisches, zielgerichtetes oder abstraktes Denken können beeinträchtigt werden. Man hat den Eindruck, schneller zu denken.*
- *Die Wahrnehmungsfähigkeit wird gesteigert und intensiviert. Man beobachtet fast mikroskopisch genau, bleibt aber immer auf dem Boden der Realität.*
- *Er werden keine neuen Fähigkeiten geweckt, sondern nur Eigenschaften gefördert, die latent vorhanden sind. Die Wahrnehmung wird nicht verzerrt oder künstlich erweitert.*
- *Wie Cannabinoide wirken, hängt stark von dem psychischen Zustand des Konsumenten ab.*

*Wichtig: Das soll keine Verharmlosung der Drogen sein, sondern nur der Versuch einer Beschreibung.*

---

darf des Herzens. Für Koronarkranke ist das ein eindeutiger Risikofaktor.

▶ **Lungenkranke:** Zwar haben die Wirkstoffe des Cannabis einen eindeutigen bronchienerweiternden Effekt, Rauchen jedoch schädigt die Schleimhäute der Atemwege. Wenn, dann kommt also nur eine orale Aufnahme bzw. die in Aerosolform infrage.

▶ **Erkrankungen der Psyche:** Cannabis zeigt bei vielen psychischen Störungen gute Wirkung, bei schweren affektiven Störungen jedoch ist es kontraindiziert.

Psychisch labile Patienten sollten beim Cannabiskonsum eher zurückhaltend sein.

▶ **Wechselwirkungen mit anderen Medikamenten:** Unter Cannabis kann es zu Wechselwirkungen mit anderen Arzneimitteln kommen. Die antiepileptische Wirkung von Diazepam, die hypokinetische Wirkung von Reserpin und die analgetische Wirkung der Opiate werden durch Delta-9-THC gesteigert. Auch Wirkstoffe wie Theophyllin und Physostigmin vertragen sich nicht mit Cannabinoiden. Auch sollten Cannabisprodukte nicht zusammen mit Alkohol konsumiert werden.

## Gewöhnungseffekt – Macht Hanf abhängig?

Laut Feststellung der WHO entsteht beim Genuss von Cannabis keine Abhängigkeit, so wie man sie von anderen Rauschmitteln her kennt. Von einer Sucht kann also nicht gesprochen werden, jedoch von gewissen Gewöhnungseffekten, die mit dem Weglassen der Substanzen wieder verschwinden. Bei Cannabis kommt es aber zu einer Toleranzentwicklung: Der Körper gewöhnt sich an die Substanz und reagiert nicht mehr so stark mit Nebenwirkungen oder Begleiterscheinungen darauf. Stimmungsveränderungen, Herzfrequenzsteigerung und die Beeinträchtigung der motorischen Fähigkeiten nehmen ab. Doch diese Veränderungen sind reversibel.

Was beim kontinuierlichen Cannabiskonsum allerdings beobachtet wurde, ist der „Rebound-Effekt". Das Wort kommt aus dem Englischen und bedeutet Rückschlag. In der Medizin beschreibt man damit die Verstärkung von Symptomen nach dem Absetzen eines Medika-ments. Vorübergehend treten dann die alten Beschwerden wieder verstärkt auf. So kann es bei Patienten, die THC bekommen, um den Augeninnendruck zu senken, beim Absetzen nach längeren Gebrauch für einen kurzen Zeitraum zu einer Erhöhung des Augeninnendrucks kommen. Dieser ist jedoch minimal und kurzfristig.

**Cannabis und Alkohol vertragen sich nicht. Sie können die Wirkungsweise gegenseitig verstärken.**

### Warnhinweise

- *Hanfprodukte, vor allem solche, die einen hohen Anteil von THC enthalten, sollten nie leichtfertig ausprobiert werden.*
- *THC-haltige Nahrungsmittel dürfen auf keinen Fall Unerfahrenen ohne deren ausdrückliche Einwilligung untergeschoben werden.*
- *Nach dem Genuss von THC-haltigen Nahrungsmitteln und -produkten sollte man nicht am Straßenverkehr teilnehmen.*
- *Schaden entsteht immer dann, wenn Missbrauch am Werk ist. Deshalb sollte man sich an die möglichst geringen Dosierungsangaben halten.*
- *Wie alle Medikamente sollten auch Cannabinoid für Kinder nicht zugänglich sein.*
- *Illegal verschafftes Cannabinoid kann mit anderen Substanzen, die eine Abhängigkeit erzeugen, vermischt sein.*
- *Der Einsatz von THC-reichen Cannabisprodukten ist verboten und deshalb strafbar.*

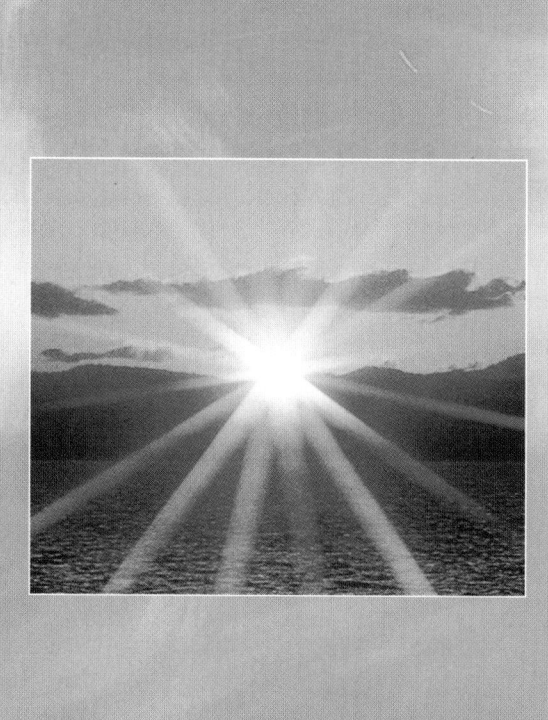

# EINE HOFFNUNG FÜR DIE HOFF-NUNGSLOSEN

In den meisten Kulturen hatte der Hanf einst als Heilmittel einen hohen Stellenwert. In Indien, China, dem Mittleren und Nahen Osten, Afrika und dem vorchristlichen Europa war er geschätzt und beliebt. Wäre sein Aufstieg Anfang dieses Jahrhunderts nicht so jäh gebremst worden, wüsste man heute bei weitem mehr über seine heilkräftige Wirkung. Ärzte und Juristen, die sich in der Arbeitsgemeinschaft „Cannabis als Medizin" zusammengefunden haben, fordern deshalb eine „Entmystifizierung" des Cannabis. Denn nur so könne ein realistisches Bild der Einsatzmöglichkeiten und Nebenwirkungen aufgezeigt werden. Die Drogenpolitik dürfe nicht länger die medizinische Anwendung blockieren.

Was im Cannabis alles steckt, ist noch lange nicht umfassend erforscht. Dr. Raphael Mecholam und seine Forscherkollegen kamen 1976 schon zu dem Schluss, dass im Falle einer Legalisierung unverzüglich zehn bis 20 Prozent aller verschreibungspflichtigen Medikamente ersetzt werden könnten. Langfristig scheint den Experten auch ein Anteil von rund 50 Prozent nicht utopisch – allerdings müssten dafür Forschungsprojekte sich auch mit Extrakten der Cannabispflanze beschäftigen.

Der Vorteil des Hanfes ist dort offensichtlich, wo sich mehrere Cannabiswirkungen ergänzen und subsummieren. Bei Aids beispielsweise leiden die Patienten unter Übelkeit und Erbrechen – Cannabis sorgt für einen besseren Appetit, eine rasche Gewichtszunahme, normalisiert die Darmtätigkeit und vertreibt noch dazu depressive Stimmungslagen.

Die „Arbeits-
gemeinschaft
Cannabis als
Medizin"
hat ihren Sitz
in Köln.

Ein anderes Beispiel: Epileptikern bietet Cannabis sowohl antispastische Wirkung als auch antiataktische (also den Bewegungsablauf harmonisierende) Eigenschaften. Solch eine sinnvolle Kombination hat kein synthetisches Medikament.

Allen guten Argumenten zum Trotz ist die medizinische Anwendung derzeit blockiert. Es bleibt die Hoffnung, dass sich in Zukunft etwas ändert. Doch bis dahin ist es noch ein weiter Weg. Viele schwerstkranke Menschen können jedoch nicht so lange warten. Sie bauen jetzt und heute auf die Hilfe des Hanfes – manchmal finden sie auch verständnisvolle Ärzte, die ihnen dabei helfen.

# Aids und Hanf – mit der Natur gegen die Geißel des 20. Jahrhunderts

Aids steht als Abkürzung für „Acquired Immune Deficiency Syndrome" – zu Deutsch „erworbenes Immundefekt-Syndrom". Erstmals wurde 1981 Aids als eigenständiges Krankheitsbild beschrieben. Dabei kommt es, durch einen Virus ausgelöst, zu einer extremen Schwächung des Immunsystems. 1983 wurde das dazugehörige HI-Virus entdeckt. Die Ansteckungsmöglichkeiten sind landläufig bekannt, was aber im Körper bei dieser Krankheit geschieht, wissen nur wenige. Der Immunschwäche-Virus verändert die Menge bestimmter weißer Blutkörperchen zueinander. Dadurch werden die körpereigenen Abwehrkräfte gegen Krankheiten immer schwächer, bis schließlich jede Infektion zur Schwerstkrankheit wird.

Man unterscheidet bei dieser Krankheit zwischen HIV-Infizierten und Aidskranken Patienten. Das heißt, wer das Virus im Blut hat, muss noch nicht daran erkrankt sein. Die Inkubationszeit kann bis zu zehn Jahre andauern. Trotz intensiver Forschung gibt es noch kein wirksames Gegenmittel gegen diese Krankheit.

Die Behandlung verläuft also symptomatisch. Das bedeutet, man versucht einerseits das Virus zu unterdrücken, Infektionen vorzubeugen und das Immunsystem zu stärken. Dabei kommen verschiedene Medikamente zum Einsatz – die meisten haben relativ hohe Nebenwirkungen. Ähnlich wie bei der Chemotherapie bei Krebspatienten gehören Übelkeit und Erbrechen, Abmagerung und Durchfälle mit dazu.

Der appetitanregende Effekt durch THC bei Aidspatienten konnte 1991 erstmals in einer amerikanischen Studie nachgewiesen werden. Schon eine geringe Dosis von 5 mg pro Tag genügten, dass die Patienten nicht weiter ab-, sondern sogar zunahmen. Diese Ergebnisse – und einige andere – führten 1995 dazu, dass das synthetische THC-Präparat „Marinol" auch für Aidspatienten zugelassen wurde.

Bei Aidspatienten kommt darüber hinaus die mehrfache Wirkung des THCs zum Tragen: Übelkeit und Erbrechen verschwinden, der Appetit wird angeregt und es kommt nicht zur Abmagerung. Darüber hinaus verschwinden Stress und Unruhe, gleichzeitig hellt sich die Stimmung auf und die Schmerzen verschwinden.

Aber auch die anderen Wirkstoffe des Hanfes erleichtern den Aidspatienten das Leben: Die im Hanföl und -samen enthaltenen Vitamine, Mineralstoffe, Proteine und Aminosäuren stärken das Immunsystem. Äußerliche Anwendung empfiehlt sich auch bei Hauterkrankungen, wie Abzessen und Furunkeln, unter denen auch von Aids Betroffene häufig leiden.

## Krebs – mit Hanf lassen sich Begleitsymptome lindern

Krebs ist immer noch eine niederschmetternde Diagnose. In den sechziger Jahren entwickelte man die erste wirkungsvolle Chemotherapie, mit der manchen Krebsarten Einhalt geboten werden kann. Im Wesentlichen werden dabei dem Körper Zellgifte zugeführt, die die Krebszellen abtöten sollen, aber auch gesunde Zellen angreifen. Heute weiß man um die zahlreichen Nebenwirkungen dieser Therapieform und versucht – durch parallel gegebene Medikamente – die Begleitsymptome einzudämmen. Leider gelingt das nicht immer und so muss die Therapie eingestellt oder zumindest die Dosis so reduziert werden, dass ein Erfolg zweifelhaft ist. 1975 wurde die erste Studie veröffentlicht, in dem THC als

**Die gängige Therapie von Aids wird von vielen Erkrankten als Tortur empfunden. Sie leiden unter der Krankheit ebenso wie unter den zahlreichen Nebenwirkungen.**

**Die Wirkungs-vielfalt macht Cannabis für Krebspatien-ten zu einem besonders in-teressanten Mittel.**

Wirkstoff zur Unterstützung der Chemotherapie eingesetzt wurde. Vom Erfolg dieser Untersuchung motiviert, wurde dieses Anwen-dungsgebiet gut erforscht. Eindeu-tig kann THC Krebspatienten über die belastenden Nebenwirkungen während der Chemotherapie hin-weghelfen. Übelkeit und Brechreiz lassen sich eindämmen, noch dazu wird die Stimmung positiv beein-flusst. Üblicherweise kommen heu-te die synthetischen Formen des THCs zum Einsatz. Das Naturpro-dukt, im Gegensatz dazu, bietet wie-derum die Wirkungsvielfalt – also auch die schmerzlindernde und entspannende Komponente.

Interessant in diesem Zusammen-hang ist auch die offensichtliche Tumorwirksamkeit von Cannabis. In der Volksmedizin war das schon lange bekannt. Studien am Medical College of Virginia kamen zu dem Ergebnis, dass sich mit Cannabis Erfolge in der Eindämmung vieler gutartiger Tumoren und in der Bekämpfung bösartiger Krebsge-schwülste erzielen lassen.

Auch das Hanföl kann die Krebs-behandlung positiv unterstützen. Studien fanden heraus, dass Linol-säure das Absterben von Krebszellen

**Epilepsie nannte man früher im Volksmund auch „Fall-sucht". Die Be-troffenen er-kannte man daran, dass sie einen Kopf-schutz trugen.**

beschleunigt und dass Gamma-Li-nolensäuren ein Enzym blockieren, das für die Metastasenbildung ver-antwortlich ist. Hanföl bietet also die Möglichkeit, die gewöhnlichen Therapieformen gut zu unterstüt-zen.

## Epilepsie – Hanf entkrampft

Die Epilepsie ist eine Krankheit, bei der die Betroffenen aus unterschied-lichen Gründen (zum Beispiel Ge-hirnverletzungen oder erbliche Ver-anlagung) Anfälle bekommen. Die Anfälle gehen häufig mit Krämpfen einher, die durch unterschiedliche Reize oder einfach durch den Kör-per selbst verursacht werden. Während eines Anfalls kommt es häufig zu Zuckungen des ganzen Körpers, röchelndem Atem und Be-wusstlosigkeit. Die Anfälle kommen unverhofft und führen deshalb nicht selten dazu, dass sich die Pati-enten verletzen.

Früher gab es für diese Patienten nur wenige Medikamente, unter den Naturheilmitteln war deshalb Cannabis das Mittel der Wahl. Heu-te sind Antiepileptika auf dem Markt, die sehr effektiv wirken.

Trotzdem zeigt Cannabis bei zwei Dritteln aller Epilepsien eine positive Wirkung. Man kann sogar sagen, dass es bei vielen Formen der Epilepsie das beste Heilmittel ist, weil es nur geringe Nebenwirkungen hat. Psychoaktive Wirkstoffe des Cannabis, aber ebenso die anderen, zum Beispiel das nicht berauschende CBD, setzen die Krampfschwelle deutlich herab. Leider fehlen auf dem Gebiet der Epilepsie aktuelle Forschungen, sodass der Stellenwert des Cannabis bei dieser Erkrankung nicht eingeschätzt werden kann.

## Glaukom – mit Hanf das Augenlicht retten

Glaukom ist der wissenschaftliche Ausdruck für den „grünen Star" – eine der gefährlichsten Augenerkrankungen und auch wichtigste Erblindungsursache heutzutage. Den grünen Star zu beschreiben ist nicht ganz einfach, denn die Tatsache, dass bei dieser Erkrankung der Augeninnendruck zu hoch ist, sagt dem Laien zunächst wenig. Was ist also der Augeninnendruck? Dazu muss man Folgendes wissen: Im Augeninneren ist ein gewisser Druck notwendig, damit das Auge seine Form behält. Andernfalls würde es – wie ein Fahrradschlauch, aus dem Luft entweicht – zusammenfallen und könnte seine Funktion nicht mehr erfüllen. Der notwendige Druck wird durch das Kammerwasser, einer glasklaren Flüssigkeit, die im vorderen Augenabschnitt zwischen Hirnhaut, Iris und Linse zirkuliert, erzeugt. Kammerwasser wird im Ziliarmuskel, der hinter der Iris liegt, gebildet. Durch ein fein entwickeltes Drainagesystem wird es zum Augen geleitet und nach einer gewissen Zeit auch wieder abtransportiert. Zwischen Produktion und Ableitung besteht im Normalfall ein ideales Gleichgewicht. Ist dieses gestört, weil zu viel Kammerwasser produziert oder zu wenig abgeleitet wird, erhöht sich der Augeninnendruck. Das ist die Ursache für ein Glaukom.

Das Fatale daran ist, dass es keine Beschwerden beziehungsweise Schmerzen macht, so wird der grüne Star oft eher zufällig diagnostiziert. Was die Betroffenen zumeist selbst nicht registrieren, ist, dass sich ihr Blickfeld immer weiter ein-

**Diabetes mellitus zieht eine Reihe von Folgeerkrankungen nach sich. Eine davon ist die diabetische Neuropathie – ein Nervenleiden. Die diabetische Neuropathie lässt sich – das haben Studien bewiesen – durch die prophylaktische Anwendung von Hanföl (12 Gramm täglich) verhindern.**

**Das Glaukom wird im Volksmund „grüner Star" genannt. Das kommt daher, dass sich der Reflex der Linse im Verlauf der Krankheit grünlich färbt.**

schränkt. Das kann schlussendlich zu einer Erblindung führen, wenn nicht durch Medikamente regulierend eingegriffen wird. Manchmal ist auch eine Operation notwendig.

Konventionelle Medikamente vermindern entweder die Produktion von Kammerwasser oder fördern den Abfluss. Cannabisprodukte tun beides: Sie drosseln einerseits die Neuproduktion von Kammerwasser, andererseits vergrößern sie die Abflussmenge um ein Zwei- bis Dreifaches. So lässt sich der Augeninnendruck oft um 50 Prozent senken. Hinzu kommt, dass Cannabis kaum Nebenwirkungen hat und Leber- und Nierenfunktion nicht negativ beeinflusst werden.

## Infektionskrankheiten mit Hanf behandeln

*Cannabis hat eindeutig antivirale und antibakterielle Eigenschaften. In der Volksmedizin findet es deshalb auch bei unterschiedlichen schweren Infektionskrankheiten Anwendung. Zum Beispiel bei …*

- *Hepatitis: Die Gelbsucht behandelte man im 17. Jahrhundert mit einer Emulsion aus Hanföl und Hanfsud. In Tibet löst man Haschisch in Buttertee auf gegen diese Viruserkrankung. In der Homöopathie wird Cannabis sativa gegen einige Hepatitis-Varianten eingesetzt.*
- *Malaria: Indische und chinesische Ärzte verordnen ihren Patienten Haschisch zur Fiebersenkung.*
- *Cholera: Diese bakterielle Darmerkrankung lässt sich nicht mit Cannabis heilen, aber die Begleitsymptome wie Durchfall und Erbrechen können eingedämmt werden.*
- *Tuberkulose: In Kambodscha wird selbst Tuberkulose mit Marihuana-Rauch therapiert. Es weitet die Bronchien und regt den Appetit an.*
- *Tripper: Diese Geschlechtskrankheit behandeln indische Ärzte mit einem Pulver aus getrockneten Hanfblüten, die zum Tee aufgegossen werden. Selbst in der Homöopathie wird Cannabis sativa gegen Gonorrhö eingesetzt.*

## Multiple Sklerose – Ursache unbekannt

Multiple Sklerose ist eine Nervenerkrankung mit noch unbekannter Ursache. Man vermutet heute, dass es sich um eine genetisch veranlagte, überschießende Reaktion des Immunsystems auf bestimmte Viren handelt. Nach einer längeren Inkubationszeit treten allerdings auch Autoimmunreaktionen auf.

Sie beginnt zumeist schleichend im Alter zwischen 20 und 40 Jahren. Die Symptome sind unspezifisch. Ein typisches Frühsymptom sind kurze, vorübergehende Sprach- und Gehstörungen. Blasen- und Darmentleerung sind gestört. Da oft auch der Sehnerv betroffen ist, kommt es zum so genannten Schleiersehen. Die Betroffenen haben das Gefühl, alles durch eine Milchglasscheibe zu betrachten. Zum anderen kommt es auch zu Missempfindungen und Kribbeln in den Extremitäten – was bis zur völligen Gefühllosigkeit führen kann. Spastische Lähmungen, Zittern und Muskelkrämpfe machen MS-Patienten das Leben schwer.

Multiple Sklerose hat unterschiedliche Verlaufsformen und deshalb ist die Therapie auch entsprechend individuell. 1989 und 1994 gab es Tierversuche, die die Wirkung des THCs bei multipler Sklerose untersuchten. Man fand dabei heraus, dass Cannabis durchaus in der Lage zu sein scheint, die Symptome zu mildern und eventuell auch die Ursachen zu bekämpfen.

Spastische Lähmungen können durch multiple Sklerose, aber auch bei Querschnittlähmung auftreten. Dabei kommt es zu unkontrollierten Muskelzuckungen, die die Betroffenen stark belasten. Auch in diesem Zusammenhang wurde THC getestet. Die Ergebnisse sind jedoch widersprüchlich. Nicht immer konnten durch Cannabisprodukte die Symptome unterdrückt werden.

## Wenn die Schmerzen unerträglich sind …

Rund sechs Millionen Menschen in Deutschland leiden unter chronischen Schmerzen, etwa 500 000 davon gelten als Problempatienten, denen medikamentös nur unzureichend geholfen werden kann. Die

**Autoimmunkrankheiten sind Erkrankungen, bei denen das Immunsystem Antikörper bildet, die gegen den eigenen Körper bzw. Organe gerichtet werden.**

**In der asiatischen Volksmedizin wird Cannabis bei den unterschiedlichsten Erkrankungen eingesetzt. Oft geht es darum, die Symptome zu lindern, seltener werden die Ursachen mit Hanf bekämpft.**

**Bei aller Heilkraft darf man nicht vergessen, dass Cannabis ein verbotenes Rauschmittel ist.**

Palette der Schmerzmittel reicht vom der Acetylsalicylsäure (als Aspirin bekannt) bis zu starken Opioiden. Das Problem stellen zumeist Unverträglichkeiten, Nebenwirkungen und Risiken dar.

Schmerzen sind immer nur ein Symptom und können die unterschiedlichsten Ursachen haben. Oft ist es aber so, dass die Ursachen nicht beseitigt werden können und deshalb der Schmerz zum ständigen Begleiter wird. Viele Patienten suchen deshalb Alternativen, die ein möglichst beschwerdefreies Leben ermöglichen. THC-reiche Cannabisprodukte können eine solche Alternative sein – eine verbotene allerdings. Sie wirken nachweislich schmerzlindernd und haben beispielsweise für Krebs- oder Aidspatienten zusätzliche positive Nebeneffekte.

## Hanf wirkt auf die Seele

**Urlaub von der Krankheit – Cannabis gehört für diese Schwerstkranken zu den kleinen Fluchten aus dem grauen Alltag.**

Für manche Menschen steht die psychotrope Wirkung des THCs bei Cannabisprodukten im Vordergrund. Sie erhoffen sich dadurch eine Flucht aus dem Alltag, ein Licht am Ende eines dunklen Tunnels. An

diesem Punkt muss nochmals und eindrücklich darauf hingewiesen werden, dass THC-haltige Cannabisprodukte verboten sind und das sinnlose Experimentieren mit psycho-wirksamen Drogen kein harmloses Spiel ist. Bei allen Erkrankungen ist ärztlicher oder therapeutischer Rat unerlässlich.

## Hanf hebt die Stimmung

Cannabis ist ein beliebtes Rauschmittel, weil die Konsumenten das Gefühl „high" zu sein besonders genießen. Medizinisch lässt sich dieser Effekt insofern nutzen, dass viele schwerstkranke Menschen ab und an etwas Entlastung von dem körperlichen und seelischen Stress brauchen, den ihre Krankheit mit sich bringt. Mit quälenden Fragen und Vorwürfen plagen sie sich selbst und drehen sich so im Kreis, der keinen Ausweg zu haben scheint. Insofern könnte der Einsatz von THC-haltigem Cannabis Sinn machen, denn die vorübergehende Befreiung von den Erschwernissen der Krankheit macht den Blick vielleicht klarer für die eigene Situation und lässt Lebenskrisen unter Umständen bewältigbar erscheinen. Darüber hinaus ist Mut und Hoffnung ein hilfreicher Wegbegleiter bei der Bewältigung von körperlichen Krankheiten.

## Depressionen – wenn die Seele Trauer trägt

Depressive Verstimmungen kennt jeder Mensch, Depressionen jedoch haben eine ganz andere Qualität. Das ist ein Tunnel ohne Licht, ein Sog ohne Entkommen. Wer in diesem Teufelskreis einmal gefangen ist, braucht dringend fachmännische Hilfe. Oft werden die Patienten mit stimmungsaufhellenden Medikamenten behandelt, um die Depression in den Griff zu bekommen. Es gibt inzwischen einige Antidepressiva, die aber allesamt mit hohen Nebenwirkungen belastet sind. Gegen depressive Stimmungslagen wird auch vielfach auf ein anderes pflanzliches Mittel zurückgegriffen. Das Johanniskraut hat in leichteren Fällen gute Wirkung gezeigt. Depressive Stimmungslagen ließen sich – wenn nicht verboten – auch gut mit Cannabisprodukten behandeln. In Indien gilt Haschisch als „Freudenspender" und „Beschwichtiger des Kummers". Medizinisch wirksam sind Cannabisprodukte eindeutig jedoch bei endogenen Depressionen – der schwersten Verlaufsform.

## Hanf als Anti-Sucht-Mittel?

Die eine Sucht mit einem anderen Rauschmittel behandeln, das erscheint zunächst widersinnig. Bei näherer Betrachtung ist es das jedoch nicht, denn zwar lässt sich mit THC-haltigem Cannabis ein Rauschzustand herbeiführen, es entsteht jedoch keine Abhängigkeit. Die Erfahrungen bei der Behandlung von Alkohol- und Opiat-Abhängigkeit durch Cannabisprodukte ist schon mehr als hundert Jahre alt. Dabei dient Cannabis dazu, die Begleitsymptome des Entzugs zu mildern. Zwar erscheint auch der Rauschzustand den Betroffenen als angenehm, aber viel wichtiger ist – medizinisch betrachtet – die Unterdrückung der Entzugserscheinungen. Zittern und Unruhe verschwinden, das Verzichten auf die Droge fällt leichter.

*Cannabis ist ein natürlicher Schlaf-Förderer, sodass andere Mittel nicht mehr gebraucht werden. Außerdem beruhigt es und sorgt für Entspannung in Stress-situationen.*

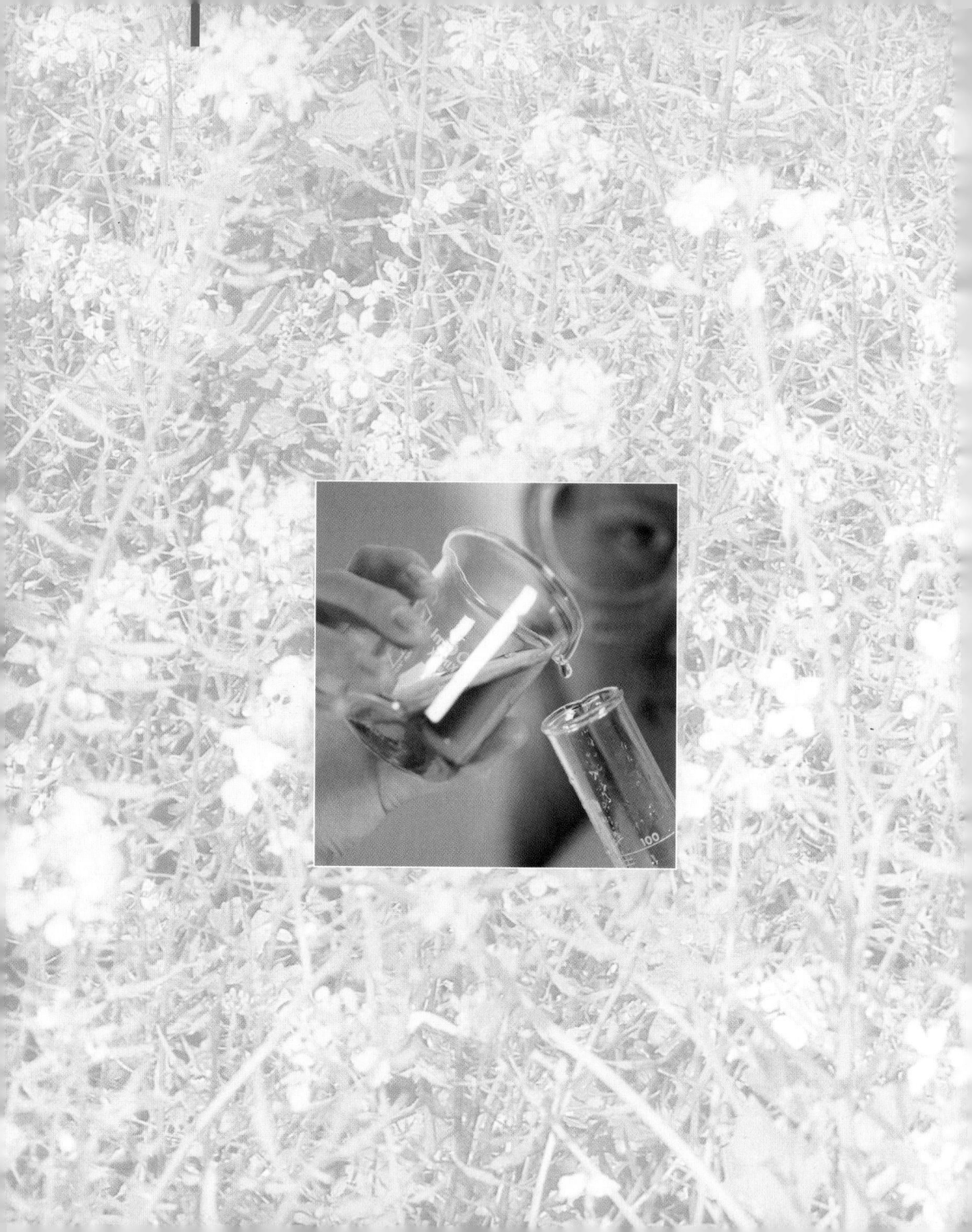

# HANF IN DER MEDIZIN – MULTITALENT AUS DER NATUR

Hanf ist so vielseitig wie kaum eine andere Heilpflanze. Das Erstaunliche daran ist aber, dass fast alle seine Pflanzenteile in irgendeiner Form wirkungsvoll sind. Von der Blüte bis zur Wurzel steckt der Hanf voll heilkräftiger Substanzen.

## Anorexie – Hunger bis zum Tod

Anorexie ist die wissenschaftliche Bezeichnung für krankhafte Appetitlosigkeit. Die andauernde Essverweigerung führt bei den Patienten teils zu lebensbedrohlichen Mangelerscheinungen. Bekannt ist die Anorexia nervosa, von der hauptsächlich Mädchen und Teenager betroffen sind. Sie hungern meist aus psychischen Gründen.

Die resolute Nahrungsverweigerung führt zu einem dramatischen Gewichtsverlust, sodass manche Fälle sogar tödlich ausgehen. Zu lebensbedrohlicher Abmagerung kann es aber auch bei Aids- und Krebspatienten kommen. Als Appetitanreger hat sich Cannabis bestens bewährt, wie der Einsatz gerade bei Schwerstkranken und in der Chemotherapie zeigte. Darüber hinaus berichten die meisten Cannabiskonsumenten, dass Cannabis einen wahren Heißhunger auslöst.

## Asthma – gefährliche Atemnot

An dieser Atemstörung leiden immer mehr Menschen. Asthma kann unterschiedliche Ursachen haben,

**Der Einsatz bei Asthmapatienten wäre segensreich. Noch mangelt es an den idealen Darreichungsformen.**

fast zwei Drittel sind allergiebedingt. Die Betroffenen haben dabei Probleme mit der Ausatmung. Diese ist bei einem Anfall von einem pfeifenden Geräusch begleitet. Da das Ausatmen immer schwerer fällt, bleibt immer mehr Sauerstoff in den Lungen – schließlich kann der Patient kaum noch etwas einatmen und dadurch wird eine bedrohliche Atemnot ausgelöst.

Die Anwendung von Hanfprodukten bei Asthma hat eine jahrtausendealte Tradition. Das Rauchen von Cannabis könnte über 80 Prozent der Betroffenen helfen. Vor dem Verbot von Hanfprodukten wurden sogar in den Apotheken so genannte Asthmazigaretten verkauft. Der THC-haltige Rauch wirkt bronchienerweiternd und damit ließe sich der Asthmaanfall stoppen. Das haben amerikanische Studien bewiesen.

Einziges Problem dabei: das Nikotin, das in den heute gebräuchlichen Marihuanazigaretten mitverwendet wird. Deshalb plädieren Experten für eine Cannabisvariante in Aerosolform. Zwar tritt dabei die Wirkung gegenüber anderen Asthmamitteln leicht verzögert ein, dafür hält sie länger an.

**Psoriasis ist die wissenschaftliche Bezeichnung für Schuppenflechte.**

# Chronische Entzündungen in den Griff bekommen

Der menschliche Organismus produziert Stoffe, die dazu dienen, Entzündungen im Körper zu steuern und kontrollieren. Allerdings können zu viele dieser Substanzen schädigend wirken, vor allem wenn es sich um chronische Krankheitsbilder handelt. Verschiedene Untersuchungen haben gezeigt, dass N-3-Fettsäuren, wie sie beispielsweise im Hanföl enthalten sind, diese extreme Reaktion unterdrücken können und somit Erleichterung bringen.

Eine italienische Studie 1996 beschäftigte sich beispielsweise mit Morbus-Crohn-Patienten. Bei der „Crohn-Krankheit" handelt es sich um eine Entzündung der Darminnenwand, hauptsächlich sind der Dünn- und Dickdarm davon Betroffen. Die Patienten leiden an dauerhaften Durchfällen, Fieber, Übelkeit und Gewichtsverlust. Die Behandlung der Crohn-Patienten bei dieser Studie mit etwa 13 Gramm Hanföl täglich zeigte eine deutliche Verbesserung der Entzündung.

Als weitere Anwendungbereiche von Hanföl im Zusammenhang mit chronischen Entzündungen wurden rheumatoide Arthritis (dazu später mehr in diesem Kapitel), Blasenentzündungen, Psoriasis und Colitis ulcerosa genannt.

## Schnupfen, Husten, Fieber

Lästige grippale Infekte plagen viele Menschen vor allem in den Wintermonaten. Im alten China und in Indien wurde das Rauchen von Marihuana bei allen möglichen Erkältungssymptomen eingesetzt. Nachweislich wirkt Cannabis bronchienerweiternd, andere Wirkstoffe haben eine antibiotische Wirkkraft. Wer regelmäßig Hanföl zu sich nimmt, stärkt dadurch das Immunsystem.

▶ **Husten:** Cannabis ist ein ganz natürlicher Schleimlöser, der die Lungen von allerlei Sekret und Schadstoffen reinigt. Gegen trockenen Husten soll Milch mit aufgekochten Hanfsamen helfen. Auch im Tee haben die Samen den gleichen Effekt. Verboten hingegen ist das Inhalieren von THC-haltigen Cannabisprodukten, obwohl auch das bei Husten positiv wirkt.

▶ **Schnupfen:** Auch beim Schnupfen sind es die angeschwollenen Schleimhäute, die die Atmung behindern. Die verbotene Inhalation von Cannabisrauch könnte Erleichterung bringen.

▶ **Fieber:** Durch die Erhöhung der Körpertemperatur versucht der Körper mit den Krankheitserregern fertig zu werden. Insofern braucht Fieber keine Therapie. Allerdings können zu hohe Temperaturen den Körper auch über Gebühr schwächen. In Mexiko werden gezuckerte Hanfblüten in Alkohol eingelegt und als Fiebermittel eingenommen. Zur Fiebersenkung kann man auch Wadenwickel mit kalten Hanf-Wurzel-Sud bereiten.

## Hauterkrankungen – wenn's juckt und kratzt

Erkrankungen und Entzündungen der Haut werden immer häufiger. So robust die Haut scheint, reagiert sie doch sehr sensibel auf äußere und innere Einflüsse. Die Folge sind

**Die Inhalation von THC-haltigem Cannabis senkt die Körpertemperatur automatisch und sorgt für erholsamen Schlaf – diese Anwendungsform ist allerdings nicht erlaubt.**

Krankheiten, die sich durch juckende, nässende und schmerzende Körperstellen zeigen. Hanf ist bei diesen Hauterkrankungen ein gutes Hausmittel.

▶ Die Volksmedizin weist vor allem den Hanfsamen als gutes Mittel gegen alle **Hautentzündungen** und **allergischen Reaktionen** aus. Aus Hanfsamen und zerstoßenen Hanfblättern lassen sich Wundauflagen herstellen, die den Juckreiz nehmen und die Wunden desinfizieren.

▶ **Nässende Ausschläge** wurden in Indien mit einem Pulver aus getrockneten Hanfblättern behandelt. Dieses hilft auch gegen Juckreiz.

▶ **Abszesse** werden in vielen Kulturen noch heute mit Breiauflagen aus Hanfsamen therapiert.

▶ **Furunkel** lassen sich ebenfalls mit einer oben beschriebenen Hanfsamen-Auflage behandeln.

▶ **Leichtere Verbrennungen**, beispielsweise auch Sonnenbrand, werden mit kühlen Hanfsamen-Breiauflagen gelindert. In manchen Ländern verwendet man auch frische, zerstoßene Hanfblätter, die auf die Hautstellen aufgelegt werden.

▶ Zu einer besonders lästigen Hauterkrankung gehören die **Herpes-Infektionen.** Das Virus ist den meisten Menschen als Windpockenerreger oder als lästiges Lippenbläschen bekannt. Aber auch die gefährliche Gürtelrose hat ihren Auslöser in einem Herpeserreger. Amerikanische Forscher entdeckten ein Rezept der alten Römer wieder neu: eine Tinktur aus Hanfblättern und -blüten in Alkohol. Frische Hanfblätter, in Alkohol eingelegt und auf die betroffenen Hautpartien aufgetragen, können die Heilung beschleunigen. Bei jeder Gürtelrose muss man den Arzt konsultieren, aber schmerzlindernd wirkt eine Auflage aus Hanfsamenbrei.

# Neurodermitis – Hilfe durch Hanföl

Immer mehr Menschen leiden unter Neurodermitis, einer allergischen Krankheit, die sich vor allem durch heftig juckende Hautausschläge in den Kniebeugen, an den Ellbogen und Handgelenken, am Haaransatz und im Gesicht zeigt. Man weiß noch nicht genau, welche Faktoren eine Neurodermitis

**Schon in der Antike wusste man: Hanf hilft gegen Herpes.**

auslösen. Lebensmittel scheinen ebenso wie psychische Faktoren eine Rolle zu spielen.

Hauptsymptom der Neurodermitis ist der quälende Juckreiz, besonders in der Nacht. Talg- und Schweißdrüsen von Neurodermitikern arbeiten auffallend träge, die Haut ist trocken. Essenzielle Fettsäuren regulieren den Wassergehalt der Haut und helfen gleichzeitig gegen Hautveränderungen, wie sie auch bei der Neurodermitis typisch sind.

Hanföl wird in der systematischen Behandlung sowohl äußerlich als auch innerlich eingesetzt. Neurodermitiker haben einen chronischen Mangel an essenziellen Fettsäuren. In einer Studie, die die Forscher Wright und Burton 1982 durchführten, konnten sie bei 30 Prozent der Neurodermitis-Patienten (bei einer täglichen Gabe von 12 mal zwei Teelöffeln Hanföl) signifikante Verbesserungen feststellen. Eine andere Studie testete den Einsatz an Kindern, die unter Neurodermitis litten. Sie bekamen 100 ml Hanföl täglich.

Auch diese Untersuchung zeigte erstaunliche Erfolge. Vor allem wies die Hanföl-Therapie keine Nebenwirkungen auf.

# Herz-Kreislauf-Erkrankungen – mit Hanf positiv beeinflussen

Nicht in allen Regionen der Erde sind Herz-Kreislauf-Erkrankungen so weit verbreitet wie in den Zivilisationsländern. Das mag zum Großteil an der Ernährung liegen. In diesem Zusammenhang ist interessant, dass Hanföl auch in diesem Bereich äußerst hilfreich sein kann. Die im Öl enthaltenen Gamma-Linolensäuren senken nachweislich den Cholesterinspiegel des Blutes und beugen damit Arterienverkalkung vor. Forscher fanden heraus, dass bereits eine tägliche Gabe von 20 Gramm Hanföl den Cholesterinwert drastisch sinken lässt. Auch andere Untersuchungen, wie die von Lands aus dem Jahre 1984, kamen zu dem Schluss, dass N-3-Fettsäuren das Thromboserisiko senken. N-3-Fettsäuren werden in der Regel in Form von Fischöl-Kapseln verordnet. Aber auch das Hanföl enthält diese Substanzen. Die richtige Dosis liegt dabei bei rund 25 Gramm Hanföl täglich. Bemerkenswert auch eine Studie aus

**Eine Ernährungsumstellung auf Hanföl kann Neurodermitis-Kranken ihr Leiden erleichtern.**

Bislang wurden Fischöl-Kapseln bei Herz-Kreislauf-Erkrankungen eingesetzt, Hanföl hat den gleichen Effekt.

Frankreich (1994). Dabei wurde die Wirkung der Alpha-Linolensäuren (aus dem Hanföl) bei Herzinfarkt-Patienten getestet. Das Risiko eines erneuten Infarktes sank darauf bei den meisten ganz erheblich.

Alle Untersuchungen kamen zu dem gemeinsamen Schluss, dass allein der regelmäßige Einsatz von Hanföl bei der Nahrungszubereitung einen positiven Einfluss auf die Vorbeugung von Herz-Kreislauf-Erkrankungen hat. Im Gegensatz zum THC-haltigen Cannabis hat Hanföl keine Nebenwirkungen – auch nicht für die Risikogruppe der Herz-Kreislauf-Patienten.

## Magen-Darm-Probleme – Hanf tut gut

Die Volksmedizin setzte Hanf als Mittel gegen alle möglichen Verdauungsbeschwerden ein.

Im Tierversuch konnte die Wirksamkeit von THC gegen Magengeschwüre bewiesen werden. Auch Gallenkoliken lassen sich durch Cannabis günstig beeinflussen. Übelkeit und Erbrechen sind ebenfalls traditionelle Einsatzgebiete der Cannabinoide. Allerdings ist die Anwendung verboten. Aber auch die Hanfsamen und das Hanföl tragen viel zu einem reibungslosen Verdauungsprozess bei:

▶ Bei allen möglichen Verdauungsbeschwerden hilft es, nach den Mahlzeiten Hanfsamen zu essen. Ein Brei aus zerstoßenen Hanfblättern als Leibwickel löst Magenkrämpfe.

▶ Vorbeugend gegen Völlegefühl und Magendrücken hilft die Zubereitung von Nahrungsmitteln mit Hanföl oder -samen.

▶ Hanfsamen sind auch sehr effektiv gegen Blähungen.

▶ Bei Durchfall löst ein Breiumschlag aus Hanfsamen schmerzhafte Darmkrämpfe.

## Frauenleiden – ein Fall für den Hanf

Zwar gibt es zahlreiche historische Dokumente, die den Einsatz von Cannabis bei der Geburt belegen, aber darauf soll hier nicht eingegangen werden. Mögliche Risiken – und natürlich das Verbot der Substanz – stehen nicht dafür. Auch Menstruationsbeschwerden gehören zu dem klassischen Einsatzgebiet des Cannabinoids. Die schmerzlindernden und krampflösenden Eigenschaften kommen hier voll zum Tragen.

Interessanter ist allerdings der Einsatz von Hanfprodukten beim sogenannten „Prämenstrualen Syndrom", kurz PMS genannt. Darunter versteht man körperliche und psychische Veränderungen in den Tagen vor der Regelblutung. Kopf- und Rückenschmerzen, Spannungsgefühle in der Brust, Völlegefühl und Verdauungsbeschwerden, Hitzewallungen und Gewichtszunahme durch Wassereinlagerungen sind die typischen Begleiterscheinungen. Untersuchungen haben gezeigt, dass Frauen, die unter PMS leiden, auch eine Fettstoffwechselstörung haben. Die Fähigkeit, Linolsäure in Gamma-Linolensäure umzuwandeln, fehlt. In einer Untersuchung 1989 fanden Forscher heraus, dass schon eine tägliche Einnahme von drei Gramm Hanföl das Prämenstruale Syndrom positiv beeinflusst.

## Migräne – das Messer im Kopf

Der schwere, oft halbseitige, Kopfschmerz kann Stunden oder auch Tage anhalten und macht die Betroffenen quasi handlungsunfähig. Brechreiz und Übelkeit, Lichtemp-

findlichkeit und teils neurologische Ausfälle kennzeichnen diese Krankheit. Cannabis erweitert die Arterien und entspannt gleichzeitig die Venen. Dieser Effekt führt dazu, dass Migräneanfälle durch den Einsatz von Cannabis schnell abklingen. Neben dem – verbotenen – Einsatz von THC-haltigem Cannabis können auch Auflagen mit Hanfwassertüchern den schmerzhaften Druck lindern.

## Rheuma und Rückenschmerzen – Hanf entspannt

Eine hohe Wirksamkeit gegen rheumatoide Arthritis konnten Forscher beim Hanföl nachweisen. Bestimmte Fettsäuren, die darin enthalten sind, haben einen entzündungshemmenden und immunstimulierenden Effekt.

Tate und Kollegen forschten 1989 mit Gamma-Linolensäure. Sie konnten bei Arthritispatienten durch eine Gabe von 35 Gramm Hanföl täglich eine deutliche Verbesserung der Erkrankung feststellen. Studien aus dem Jahre 1993 untermauerten die Ergebnisse.

**Ausfluss wurde im alten China mit Hanftee kuriert.**

**Auch die Volksmedizin hat Hinweise darauf, dass Hanf gut gegen allerlei Gelenkerkrankungen hilft. Man behandelte geschwollene Gelenke mit zerstoßenen, frischen Hanfblätter-Auflagen. Auch Breizubereitungen kamen dabei zum Einsatz.**

# Adressen

**Arbeitsgemeinschaft Cannabis als Medizin e. V. (ACM),** *Maybachstr. 14, 50670 Köln; Tel.: 02 21/9 12 30 33,*
*Fax: 02 21/1 30 05 91, Internet: www.hanfnet.de/acm*
**nova-Institut;** *Michael Karus, Goldenbergstr. 2, 50354 Hürth; Tel.: 0 22 33/94 36 84, Fax: 0 22 33/94 36 83*
**Selbsthilfegruppe Cannabis als Medizin e. V. i. Gr.;** *c/o SEKIS, Albrecht-Achilles-Str. 65, 10709 Berlin; Tel.: 0 30/8 92 66 02,*
*Fax: 0 30/8 93 54 94, Internet: www.hanfnet.de/SeCaM*
**Hanf-Museum;** *Mühlendamm 5, 10178 Berlin; Tel.: 0 30/2 42 48 27*
**hanfnet – das ökologische Netzwerk e. V.;** *Lehrter Str. 45, 30559 Hannover; Tel.: 05 11/95 44 32, Fax: 05 11/9 54 44 95,*
*Internet: www.hanfnet.de*

# Register